宝宝脾胃好 病不找

李爱科 主编

北京市隆福医院副主任医师

江苏凤凰科学技术出版社·南京

图书在版编目（CIP）数据

宝宝脾胃好，病不找 / 李爱科主编 . -- 南京：江苏凤凰
科学技术出版社，2021.1（2024.10 重印）

ISBN 978-7-5713-1525-2

Ⅰ . ①宝… Ⅱ . ①李… Ⅲ . ①小儿疾病 – 脾胃病 – 中
医治疗法 Ⅳ . ① R256.3

中国版本图书馆 CIP 数据核字（2020）第 216608 号

宝宝脾胃好，病不找

主　　　编	李爱科
责 任 编 辑	汪玲娟　钱新艳
责 任 校 对	仲　敏
责 任 监 制	刘文洋
责 任 设 计	蒋佳佳

出 版 发 行	江苏凤凰科学技术出版社
出版社地址	南京市湖南路 1 号 A 楼，邮编：210009
出版社网址	http://www.pspress.cn
印　　　刷	南京海兴印务有限公司

开　　　本	718 mm × 1 000 mm　1/16
印　　　张	13
字　　　数	200 000
版　　　次	2021 年 1 月第 1 版
印　　　次	2024 年 10 月第 31 次印刷

标 准 书 号	ISBN 978-7-5713-1525-2
定　　　价	36.00 元

　　李爱科医生，医名李彦臣，是著名的京城"小儿王"刘弼臣大师的门下高徒。刘弼臣大师继承了中医"臣字门"儿科经验，独创了中医小儿肺病学派，在中医儿科界有很大影响。李爱科医生深得刘弼臣大师的真传，并且在长期的临床诊疗工作中，积累了大量的小儿疾病治疗和保健的经验。

　　儿科医生看诊小儿疾病，最大的不便是小儿没有准确表达的能力。所以儿科医生不仅要具备爱心，还要有童心。这样才能从孩童的表情、语言、动作姿态里体会出孩童的疾苦。同时，儿童疾病的治疗特点是"三分治疗，七分保健"，要注意观察孩子在日常生活中的细节，从衣食起居、生活习惯入手，调理保护儿童的身体健康。

　　李爱科医生汇集他多年积累的中医专业经验和方法，融合了他的爱心和童心，撰写了这本图文并茂、生动细致的儿童健康图书。指出"撑、凉、腻、懒、湿、思"是孩子脾胃的六大天敌，提示了孩子脾胃发病的各种小信号，涵盖了保护孩童脾胃健康的各种方法，包括日常生活保健、中医药物方剂、水果蔬菜食物疗法、小儿推拿按摩等综合方法。既通俗易懂，亦简单易行。

　　衷心希望有更多的家长阅读此书，并希望有更多的家长掌握小儿保健知识，让更多的儿童健康成长！

华润医疗控股有限公司　总裁　成志兵

2020 年 7 月 5 日

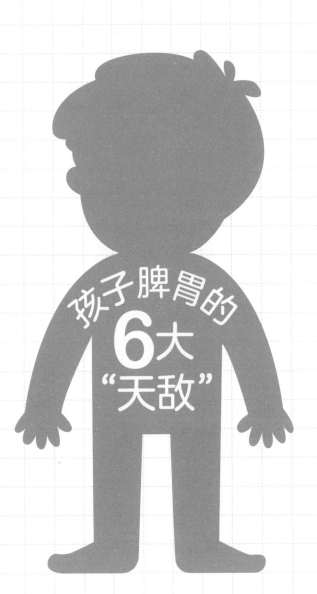

孩子脾胃的 **6大** "天敌"

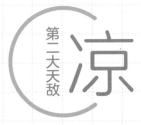

第一大天敌 撑

许多孩子脾胃差是因为吃太多撑的。脾胃最怕撑，孩子的脾胃比较弱，家长一不小心就会给孩子吃得过多，这样就把孩子的脾胃伤了，造成伤食症，引起胃胀、胃痛、恶心、呕吐等症状。再加上孩子吃东西不会控制，遇到喜欢吃的就容易吃撑，这样脾胃肯定受不了。

第二大天敌 凉

寒凉是脾胃的大忌。孩子的脾胃喜欢温暖、讨厌寒凉，生冷食物对孩子脾胃的伤害很大，尤其在夏季给孩子吃过多冷饮、凉性瓜果等，更容易伤害脾胃，引起胃痛、腹泻、呕吐等病症。另外，除了要让孩子少吃生冷食物，家长还要注意给孩子保暖，随时关心天气变化，适时给孩子增加衣物，避免脾胃受凉。

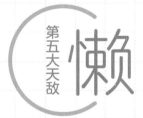

第三大天敌 腻

肥甘厚味最容易伤脾胃。孩子喜欢吃甜食，但甜腻的食物在运化过程中容易产生湿气，脾怕湿，因此甜食要少吃。另外，多吃肉食也易产生湿气，孩子生病期间尤其要严格忌吃肥腻食物。

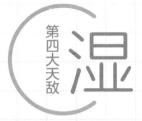

第四大天敌 湿

湿邪过重，脾胃就会罢工。中医认为，"脾者土也，治中央"，土容易吸水，所以湿气进入体内最容易伤脾。如果孩子体内湿气太重，就会把脾胃困住，导致脾气不升，胃气难降，脾胃自然就会出现问题。因此，家长除了要在孩子的饮食上多加注意外，也要保持居住环境的干燥通风。

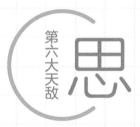

第五大天敌 懒

孩子犯懒，脾胃也会跟着变懒。中医常说"久坐伤肉"，其实最伤害脾。脾主四肢与肌肉，如果孩子不爱运动，长时间坐着看电视、玩手机，身体的四肢、肌肉等得不到锻炼，脾的运化功能也会逐渐减弱，伤害身体的元气。所以，家长不要总让孩子宅在家里，要多带孩子到户外与大自然接触，这样对养护脾胃很有益处。

第六大天敌 思

忧思、焦虑、紧张等坏情绪影响脾胃。中医认为，思伤脾，不少人认为大人才容易思虑过度，但孩子内心也有许多"小心思"。另外，家庭关系不和谐也是造成孩子思虑过度、情绪焦虑或紧张的主因之一。若孩子长期处于忧思、焦虑或紧张的情绪下，食欲就会受到影响，时间长了就会导致脾胃运化功能失常。所以，家长们要努力给孩子营造一个和谐的家庭氛围，尤其不要在孩子吃饭时批评、教训孩子，要尽量让孩子保持心情愉快、情绪稳定，这样有助于食物的消化吸收，对养护脾胃有益处。

目录

第一部分 脾胃强，孩子的抗病能力就强

第二部分 身体小信号，孩子脾胃有病早知道

第三部分　脾胃虚，孩子吃饭不香、常积食

第四部分 孩子腹泻、便秘、发热，调脾胃是根本

第五部分　健脾也要养好肺，孩子不感冒、咳喘少

第六
部分

健脾胃明星食材，孩子常吃身体棒

第七部分　孩子身体有"妙药"，按按捏捏脾胃好

第八
部分　**养好孩子脾胃，
从生活细节做起**

第一部分

脾胃强，
孩子的抗病能力就强

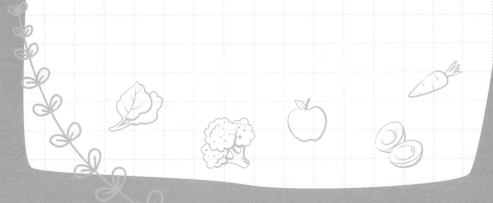

脾胃功能好坏，
影响孩子一生健康

脾为后天之本，气血生化之源

一个人小时候脾胃功能的好坏会影响他一生的健康。中医认为，肾为先天之本，脾为后天之本。先天充足需要靠父母的给予，一出生就已经决定了。

后天的养护有赖于脾对营养物质的吸收、运输和代谢。因此，脾为气血生化之源，为后天之本。孩子生长发育得好不好，抗病能力强不强，能不能长得高，都和脾的功能密切相关。

◉ 脾的运化功能好，孩子就会吃饭香、消化好

中医认为，脾主运化，通常表现在运化水谷精微和运化水湿两个方面。

水谷精微通常是指食物中的营养物质。孩子吃的食物，在脾的作用下消化、吸收，再输布到全身。如果脾功能好，孩子就会吃饭香、消化好，身体也健壮。相反，如果脾功能不佳，无论摄入多少有营养的食物，孩子也消化不掉，身体自然虚弱。

运化水湿指的是脾对水液的吸收和转输。如果脾虚，水湿运化功能失常，孩子就会患许多病症。若水湿停滞在肺，就会咳喘；停在肠道，就会腹泻。

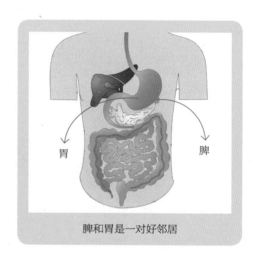

脾和胃是一对好邻居

"脾开窍于口"，孩子脾功能正常，则味觉正常，吃什么都有味，吃饭香，身体就好。

◉ 脾摄血、生血能力强，孩子气血充沛长得高

中医认为，脾主统血，指的是脾有摄血、生血的作用。一方面，脾能够统摄和控制血液在血管中正常运行，防止血液溢于脉外；另一方面，脾能够化生血液，也就是将食物中的营养物质转化为血液。如果孩子脾虚，必定会血虚，血虚就会导致孩子体格、智力发育缓慢。

脾胃是孩子身体能量的"仓库"

中医认为："脾胃是水谷之海、气血之源"，是给身体提供能量的"总仓库"。脾胃不好，直接影响的是免疫力和消化功能，身体得不到足够的能量，孩子就会变得体质差、易生病，体重和个头增长也会缓慢。

喂养不当，会导致孩子脾胃失调

有一个5岁的小男孩辉辉，体质不好，经常生病，比同龄孩子个头矮，而且非常淘气。孩子妈妈说，吃饭的时候准备的饭菜特别丰盛，如排骨、肉汤、鸡蛋羹等，还要拿玩具哄着辉辉才肯吃。我观察了一下孩子的舌头，摸了摸他的肚子，又问了一些日常表现，心里就明白了——这是喂养不当造成的脾胃失调。

孩子吃饭香，能健康成长，是所有家长都想看到的，但现实却总不如意。这是因为"小儿脾常不足"，孩子身体的各个机能并未健全，喂养也要很"讲究"，稍有不慎就会伤害孩子的脾胃。

脾胃差有两个典型表现，家长要了解，并在平时多注意观察孩子。

◉ 第一：食欲不振，排便异常

孩子吃饭的问题困扰了很多家长，如果发现孩子突然食欲降低，爱吃的东西也吃不多，就摸一摸孩子的肚子。如果摸着鼓胀，孩子平时排便出现腹泻、大便溏稀，或者便秘，就是典型的脾胃不和引起的消化不良。

◉ 第二：脾气急躁，睡眠不安

除了身体上的特征，脾胃差也会影响孩子的行为。若发现孩子爱发脾气、爱哭闹，睡觉不踏实（总是变换睡姿，喜欢踢被子、趴着睡），还有盗汗、夜啼的情况，那可能就是脾胃不好了。

老话讲："若要小儿安，三分饥和寒。"为了不给脾胃功能增添负担，家长要控制孩子吃饭，一般七分饱最佳。

这些问题
家长最关心

问 贪吃会损伤孩子脾胃吗？

答 贪吃是孩子的本性。有句俗话叫"吃饭不知饥饱，睡觉不知颠倒"，就是形容小孩子的。但是，孩子的脾胃功能还未完善，如果吃太多肥甘厚腻的食物，就容易积食，损伤后天之本——脾。

小儿"脾常不足"，容易受伤害

孩子很少有心肝之火等问题，造成小孩子生病的原因通常有两条：吃撑了或冻着了。孩子最常见的病症是：咳嗽、发热、积食。只要保证脾胃的健康，基本就能解决孩子常见的多种病症。

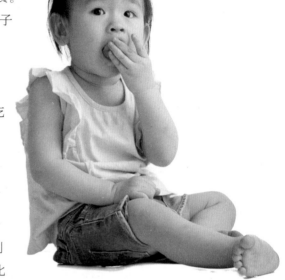

◉ 小儿脾常不足

脾为人体气血生化之源，脾不好，吃到肚子里的食物不能转化为气血输送到全身各处，各个脏器的功能就不能正常运转。

明代医书《幼科发挥》中说："小儿脾常不足，尤当调理，调理之法，不专在医，节饮食，慎医药，使脾胃无伤，则根本固矣。"意思是说，孩子的脾通常比较虚弱，是应该着重调理的，调理的方法不完全依赖于医生，应该调节孩子的饮食，谨慎用药，使孩子的脾胃不受伤害，才能使脾胃强大，并得出结论："调理脾胃者，医中之王道。"因此，家长一定要注意养护孩子的脾胃。

◉ 哪些因素会伤孩子的脾胃

因素	表现
外感六淫（自然界的风、寒、暑、湿、燥、火）	①风邪侵犯脾胃，容易引起厌食、呕吐、腹胀 ②寒邪容易损伤脾胃的阳气，导致胃寒、打嗝 ③暑邪侵体，易导致夏天胃口不好 ④湿邪困阻脾胃，孩子会出现腹胀、食欲缺乏等症 ⑤燥邪伤津，易使脾胃运化失常，导致孩子进食少、大便干燥 ⑥火为阳邪，容易耗气伤津，导致孩子面赤、咽喉红肿、发热
饮食不当	饮食不节制，常吃生、冷、硬食物或一日三餐不规律；零食摄入过多，容易出现便秘、腹泻等消化不良症状
情志失调	忧思伤脾：脾气郁结就会生病

宝宝脾胃好，病不找

"小胖墩""豆芽菜"，都是孩子脾胃出了问题

为什么现在越来越多肥胖或瘦弱的孩子呢？原因是多方面的，主要内因是孩子脾胃虚弱。

◉ 胖孩子和瘦孩子的家长，各有各的烦恼

时常听到有家长抱怨："我家孩子太瘦了，怎么喂也长不胖。你看人家的孩子，胖乎乎的，多可爱。"却不知"小胖墩"的家长也是满腹苦水："孩子胖，可不结实，身体总闹毛病。而且，胖也妨碍运动，长大后也不好看。"

其实，不管是"小胖墩"还是"豆芽菜"，都是孩子脾胃不和引起的。

◉ 脾胃虚弱，胖孩子和瘦孩子都不健康

瘦弱的孩子，就像"豆芽菜"，我们说这种孩子脾胃虚弱，比较好理解。孩子脾胃功能不好，吃进去的食物不能很好地消化吸收，自然不会胖。这种孩子通常脸色不好，睡眠也不好，身体素质也不会有多好。如果这时再不注意调养脾胃，进一步发展就会出现营养不良，也就是中医说的"疳积"。这种孩子就会瘦得很明显，生长发育会受到很大影响。

至于"小胖墩"，大家可能觉得这种孩子能吃，为何还是脾胃虚弱呢？因为仅是能吃不行，还要看孩子吃进去能不能消化。吃得多，不能消化，就会变成虚胖。

◉ 顺着脾胃的脾气吃，孩子才能真正健康

怎样做才是对脾胃好呢？关键还是吃好一日三餐。《黄帝内经》中有"五谷为养，五果为助，五畜为益，五菜为充"的说法，把主食、蔬果、肉蛋奶合理搭配好，不偏食不挑食，这就是顺着脾胃的脾气来吃。

平时可以适当给孩子吃些具有健脾消食作用的食物，如山楂、山药、红枣等。

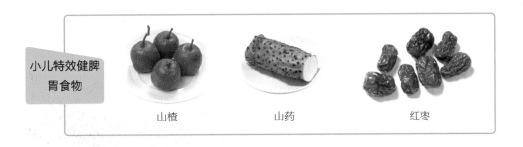

小儿特效健脾胃食物

| 山楂 | 山药 | 红枣 |

脾胃和，五脏安，百病消

脾与肺是母子，健脾也能养肺

一般情况下，孩子的常见病主要集中在脾和肺上，把这两脏腑安抚好，孩子的病就少了大半。

● 脾为土，肺为金，土能生金

清代儿科名著《幼科铁镜》上记载："脾脏属土，土为万物之母，亦是人身之母。"脾与肺的关系是土生金的关系。脾土不好了，肺金的功能也会跟着变差。脾胃不好的孩子，容易感冒、发热、咳嗽，天气稍微变凉就感冒，气温略一变化就发热。

古代行军打仗，经常说"兵马未动，粮草先行"。如果把小孩子的身体比作一支军队，那脾胃就是负责"粮草"的押运官，要想让孩子身体棒棒的，就必须先把脾胃调理好。

● 中医常用补脾的办法养肺

因为小儿脾常虚，脾气虚会使肺气不足，也就是"土不生金"，调理时应该用"培土生金"的办法。用补脾的办法养肺，就可以让孩子少感冒、少得肺部疾病。

● 山药糯米羹，健脾补肺效果好

用补脾的办法养肺，平时可以用山药和糯米煮羹给孩子吃。山药是药食两用之品，药性很平和，有利于脾胃消化吸收，还有补肺益肾的作用；糯米能够补益脾胃，养心安神。

山药糯米羹 健脾益肺

材料 山药 100 克，糯米 50 克，枸杞子 5 克。

做法

① 将山药去皮，洗净，切块；将糯米淘洗干净，放入清水中浸泡 3 小时，然后和山药块一起放入搅拌机中打成汁。

② 将糯米山药汁和枸杞子一起放入锅中煮成羹即可。

功效 健脾益肺，消食化积。

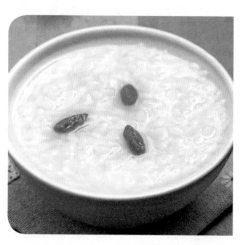

脾肾共养，健脾就能固肾

中医认为，肾为先天之本，脾为后天之本。先天、后天之间的关系是"先天生后天，后天养先天"。孩子的脾胃强健了，肾功能也会增强。

◉ 脾和肾相互滋助

脾气的健运需要依靠肾阳的温煦，而肾精也需要脾所运化的水谷精微的补充。此外，脾主运化，负责运化水液，而肾是主管水液代谢的，在水液代谢过程中，两者只有互相帮助、相互配合才能完成全过程。因此，脾和肾之间是相互滋助、相互促进的关系，中医称之为"脾肾互助"。

◉ 脾气虚弱的孩子生长缓慢

肾藏精生髓，脾胃虚弱的孩子精气神不会太好，不爱动。健康的孩子像雨后春笋一样茁壮成长，可脾虚的小孩却懒动少言，生长也相对缓慢。

◉ 给孩子补钙从补脾固肾开始

现在许多家长都意识到，钙对于孩子的成长很重要，也很注意给孩子补钙。那为什么不少孩子还是缺钙呢？其实，要达到有效补钙的目的，就要提高孩子对钙的吸收能力，而不是单纯提高钙的摄入总量。五脏中的脾和肾对钙的吸收最为关键，家长在帮孩子补钙时，一定要注意从健脾补肾入手。

中医认为"肾主骨"，就是说骨质的生长和牢固主要受肾控制。现代医学认为，人体的肾脏对体内钙的调节、平衡起主导作用，同时也是钙主要的排泄途径。

脾"主运化""主升清"，各种营养成分、精微物质都要通过脾来消化吸收并运输到全身各地方。很多孩子在补钙时会出现便秘、厌食等现象，这是因为孩子脾气不足造成的。所以，中医认为增加孩子对钙的消化能力，关键在于调整孩子的体质，增强孩子的脾肾功能。

◉ 按揉涌泉穴，就能补脾固肾

中医有这样一首歌诀："足底涌泉穴，长寿妙中诀。睡前按百次，健脾益精血。"说的就是推拿涌泉穴的好处。

涌泉穴位于足少阴肾经上，当五个脚指用力弯曲时，足底前凹陷处就是。在每晚临睡前，家长最好给孩子用热水泡脚，洗净擦干后，将孩子的双脚放在自己的腿上，待双手搓热后，用一手拇指反复按揉孩子涌泉穴。按揉完一边后再换另一只脚，每次按揉100下左右，要让孩子感觉到脚心发烫。

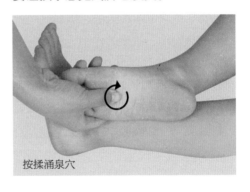

按揉涌泉穴

第一部分 脾胃强，孩子的抗病能力就强

19

孩子消化好、睡得香，离不开心和脾的功劳

心和脾的关系主要体现在："心主血、脾生血；心行血、脾统血。"心作为全身功能的统帅离不开脾的功劳——脾是气血生化之源，为全身供给血液，同时将情况及时反馈给心；心对脾的生血、行血过程会给予支持。

◉ 孩子的脾胃是受心主导的

《黄帝内经》曰："心者，五脏六腑之大主也，精神之所舍也。"意思是说，心在脏腑器官中地位最高，主导和统帅各脏腑功能的活动，其中也包括脾胃。脾胃是受心主导的，例如一个孩子想吃饭，首先需要心发号施令；反之，脾胃也影响着心，如果作为"粮仓"的脾空虚，心自然就缺少水谷精微的濡养，就没有了发号施令的动力。

从五行角度来讲，心属火，脾属土，心火生脾土，可以把心与脾的关系看作是"母子"关系。心作为"母亲"需要照顾好脾这个"儿子"，也就是脾胃的纳运功能需要依赖于心阳的温煦。如果心阳不振，就会影响孩子脾胃的运化功能，容易出现气短、胸闷、腹泻等问题。

心主血，而血的来源在于脾胃，就是说脾作为"儿子"也要濡养心这位"母亲"。如果脾失健运，不能益气生血，导致心失血养，也会让身体生病。因此，脾气健旺，则血液充足而心有所主。

中医有"胃不和则卧不安"的说法，就是说脾胃不和睡眠就不好。这是因为心主神明，如果胃的受纳、脾的运化功能受到影响，就会扰了孩子的神明从而影响睡眠。

◉ 揉小天心，清热安神、促进睡眠

孩子手掌大小鱼际交接处的凹陷中，有一个穴位叫小天心。按摩这个穴位有清热安神、催眠的作用。每晚睡前用拇指端揉小天心 100 ~ 300 次，能够有效促进孩子睡眠。

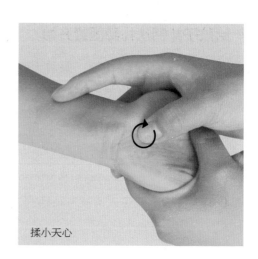
揉小天心

肝脾携手，孩子气血充沛不生病

中医认为小儿的体质特点是"肝有余，脾不足"，中医认为，肝属木，脾属土。在五行学说中，肝木克脾土，其中克是制约、约束的意思。如果肝气郁结，就会克制脾胃。因此，孩子情绪抑郁或者暴躁、激动都会影响食欲。

◉ 孩子肝火大，对脾胃伤害也大

如果孩子肝气郁结，时日一久就会化为肝火。中医认为，肝属木，脾胃属土，肝火过大就容易克脾土，从而导致肝脾不和，影响孩子的食欲和消化吸收。

由于小儿大脑发育尚未成熟，对某些情志如忧、思、悲等不是很敏感，但是现在许多家庭都只有一个孩子，孩子在家里都是比较娇宠的，在性格上会相对比较任性一点，容易撒娇或发脾气。或者因为缺少玩伴，总是一个人玩耍而变得孤僻、不多说话。如果这种情志得不到及时疏导，时间一久孩子就会因肝气疏泄不通而导致肝气郁结，从而导致肝火过盛和脾虚。所以，要让孩子多参加有意义的活动，陶冶孩子的情操，并让孩子多与其他小伙伴玩耍，培养其开朗的性格。

◉ 清肝健脾的小方法

控制孩子的零食：孩子出现肝火旺，家长应该控制其零食，烧烤和油炸类食物尽量避免。

饮食宜清淡：日常饮食以清淡易消化为主，多吃新鲜的蔬菜和水果，如青菜、芹菜等蔬菜以及苹果、香蕉、梨等水果，对改善肝火旺有很好的辅助作用。

腹部体操运动：一般在饭前半小时左右及睡前和起床时，轻轻揉搓孩子的腹部，揉腹部可以改善大小肠的蠕动能力，增强胃肠脏器的分泌功能。同时可以让孩子多听些使人心情愉快的音乐等，陶冶孩子的情操。

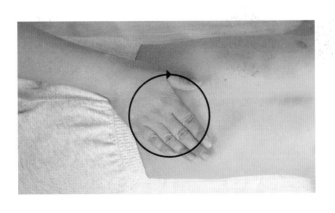

养护孩子五脏的"彩虹食物"

1 绿色食物——养肝

中医认为，绿色属木，对应人体的肝脏。肝脏是人体最大的解毒器官，主要功能是藏血和解毒，具有调畅全身气血、促进脾胃调和的作用。让孩子常吃绿色食物，可以清肝火，提高孩子的肝脏排毒能力。

菠菜

韭菜

黄瓜

绿豆

猕猴桃

五行中，红色属火，入心，补气补血，因此红色食物和"心"联系在一起。常吃红色食物，可以养护孩子的心神。

2 红色食物——养心

红枣

红豆

西瓜

番茄

牛肉

3 黄色食物 ——养脾

五行中,黄色属土,入脾,黄色食物可以强健孩子脾胃,帮助消化。

玉米

胡萝卜

木瓜

南瓜

香蕉

五行中,白色属金,入肺,白色食物可补肺益气,孩子常吃白色食物,有助于增强肺气,预防感冒、咳喘。

4 白色食物 ——养肺

白萝卜

梨

薏米

银耳

豆腐

5 黑色食物 ——养肾

五行中,黑色属水,入肾,黑色食物具有强肾的作用。孩子常吃黑色食物,有助于强肾健体、增强骨骼、促进身高增长。

黑米

黑芝麻

黑豆

板栗

海带

春夏顺时养脾胃，孩子更强壮

春日养脾，宜"省酸增甘"

中医认为，春季肝气当令，肝功能偏盛，而肝属木，脾属土，根据五行理论，木能克土，所以肝气亢盛会导致肝气乘脾，也就是会损害脾的功能。而且，孩子五脏的特点就是"肝常有余""脾常不足"，肝气就更容易损伤脾气。所以，在春天不要让肝气过于旺盛，同时要注意养护脾气。

◉ 五脏与五行、五味对应图表

五行	五脏	五味
木	肝	酸
火	心	苦
土	脾	甘
金	肺	辛
水	肾	咸

◉ 酸入肝，甘入脾，春日食补应少酸增甘

根据上面的表格可以得知，酸味与肝相对应，而甘味与脾相对应。如果多吃酸味的食物，能增强肝功能，会让肝气更旺。这就相当于给熊熊燃烧的"肝火"又添了一把柴火，那脾就更遭殃了。所以春天一定要少给孩子吃酸味食品，不要再助长本来就偏盛的肝气了。

◉ 春天孩子补脾，应吃的甘味食物有哪些

脾气在春天相对较弱，要注意给孩子补脾，怎么补呢？适当多吃点甘味的食物。这里所说的甘味食物，并不是糖果、饮料那些加了大量糖、甜味剂的零食，而是天然的、带着丝丝甘甜的食物。比如，红枣、山药、南瓜等，都很适合，可适当给孩子多吃一些，而山楂，春天就要少吃一些。

春天吃锅巴，平常之物最补脾

说起锅巴，可不是我们吃的休闲零食，而是煮米饭时附着在锅底的那一层焦饭，《本草纲目拾遗》里称之为"锅焦"。这普普通通的锅巴，是孩子春季健脾的佳品。

◉ 锅巴不仅香脆可口，还有很好的健脾功效

当我们把米饭全部盛出，如果留下的焦饭是焦黄而厚的一层，就是正好的锅巴。如果火候不到，可继续用小火烘至焦黄厚实。中医认为，黄色食物五行属土，对应人体脾胃。锅巴色黄入脾，能够厚肠胃、助消化，可以健脾、消食、止泻。

另外，锅巴比较硬，咀嚼时需要分泌大量唾液，而唾液中含有消化酶，可以帮助消化淀粉类物质，减轻胃肠道负担。咀嚼对胃肠道也是一种良性刺激，可以增强胃肠道的蠕动，促进食物消化吸收。

◉ 春季健脾，熬锅巴粥给孩子喝

据说，慈禧太后晚年由于进食荤腻肠胃不佳，常有"饮食不香""精神倦怠""大便溏薄"等症，听说大米锅巴健胃消食，就经常食用：有时干吃锅巴片，有时配料做成菜，有时研末调服，效果都很好。

那么，如何食用锅巴来调理孩子的消化不良呢？最好的办法就是常做锅巴粥给孩子喝。

锅巴粥

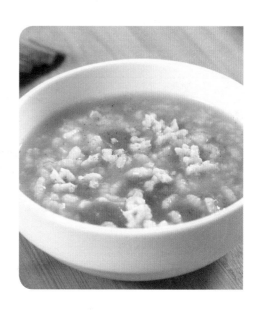

材料　大米、锅巴各 50 克（大米锅巴、小米锅巴皆可），鲜山楂 10 克。

做法

❶ 将锅巴掰碎；鲜山楂去籽，切片。

❷ 将大米淘净后与山楂片加水煮粥。

❸ 待粥煮至七八分熟时，加入掰碎的锅巴一起煮至软烂。

用法　每周食用 2~3 次。

功效　健脾胃，止腹泻，对脾胃虚弱、消化不良、经常腹泻的孩子很有帮助。

夏日潮湿易伤脾，提防湿疹侵袭

夏季多雨潮湿，湿邪容易损伤人体的阳气，特别是脾容易被湿困导致脾失健运，孩子出现食欲缺乏、腹泻等症状，严重者还会引发湿疹。所以，孩子夏天的保养重点是：健脾除湿，防湿疹。

◉ 闷热的夏季，孩子的消化功能会减弱

夏季气温高，雨水较多，尤其是三伏天，空气湿度很大，闷热不堪，被形象地称为"桑拿天"。这种天气，人们稍微动一下就出汗。因为夏天湿气重，脾又喜燥恶湿，所以在夏季脾功能最容易受影响。一旦脾阳为湿邪遏制，脾气就不畅，脾就不能正常行驶其运化功能，孩子的消化功能就会减弱。

◉ 潮湿的夏季，孩子容易被湿疹困扰

夏季闷热潮湿，容易损伤脾胃，脾虚湿困，孩子就容易被湿疹盯上。脾虚湿盛型湿疹，主要症状是：湿疹处皮肤瘙痒，颜色不是很红，起许多小水疱，尤其是抓破以后，渗出液较多。预防和改善湿疹，健脾除湿很重要。

◉ 夏季防湿疹，喝绿豆冬瓜薏米粥

夏季，为了防止湿疹侵袭孩子身体，可以多吃些除湿的食物。比如绿豆、薏米、红豆、冬瓜等，这些食物有很好的清热利湿作用。

夏季防治湿疹，可以取绿豆 20 克、冬瓜、薏米各 30 克，冰糖 5 克，加水适量，煎煮烂熟后即成。每日分 2 次服完，连服数日，有化湿清热、除疹的功效。

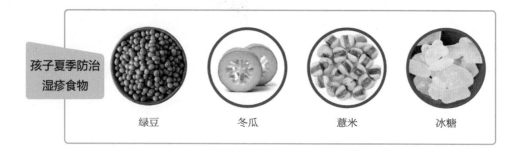

孩子夏季防治湿疹食物 | 绿豆 | 冬瓜 | 薏米 | 冰糖

夏季怎样吃瓜果才不伤脾

夏天是各种瓜果成熟的季节，吃水果可以给孩子补充必要的水分，还可以强健孩子的脾胃。但是，各位家长要注意，水果虽好，但也不能让孩子放开吃。

● 不要多吃酸味水果

酸味水果如杏子、李子、杨梅等，所含的酸性物质不易被氧化分解，一般不建议多吃；水果中的酸味会同胃酸一起刺激胃黏膜；同时便秘的孩子也应少吃酸味水果，以免加重便秘。

● 不能空腹吃的水果

橘子、山楂等都不要空腹食用。橘子中含大量糖分和有机酸，空腹食用则易产生胃胀、呃酸；山楂味酸，空腹食用可能导致胃部难受，甚至疼痛。

● 常见水果，孩子夏天怎么吃

西瓜
小朋友都爱吃，适当吃西瓜确有清热解暑的效果。但如果吃太多，反而会伤害脾胃，使孩子的胃口变差。夏天给孩子吃西瓜，以每次1~2块为宜。

苹果
苹果有益气和胃的功效，有助于孩子消化。但是由于苹果含果糖和果酸较多，对牙齿有较强的腐蚀作用，吃后最好及时漱口或刷牙。

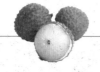

荔枝
可补脑健身。但荔枝一次不能多吃，多吃会上火，轻者出汗、恶心、口渴、乏力，重者昏迷、头晕等。吃荔枝后用荔枝壳泡水给孩子喝，可以去火。

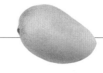

芒果
芒果果肉甜美多汁、香气诱人，益胃止吐。果皮可调理湿疹、皮炎。芒果不可与辛辣之物一起吃，另外多吃也会对孩子的肾脏有害。

夏季让孩子吃点儿姜

孩子的夏季饮食以清补为主，应适当多吃清热利湿的食物，这些食物的性质多偏凉。但是，有一种性质温热的食物，在夏季的健脾饮食中却占着很重要的位置，它就是生姜。

● 生姜的"药"用功效

生姜是厨房里少不了的调味料，许多菜都会用生姜去腥提鲜。其实，生姜不仅是厨房中的明星调料，还是药方里的著名药材。中医认为生姜有温暖脾胃的功效。

● 给孩子吃凉拌菜时加点姜末

夏天给孩子吃些爽口的凉拌菜，如果加点姜末（或姜汁），不仅味道更好，打开孩子胃口，还具有补充营养、杀菌消毒、提高机体抵抗力的作用。

● 喝一碗姜糖水，能有效预防孩子感冒

夏天天气多变，时常大雨骤降，在淋雨后，给孩子喝一碗姜糖水，能够有效预防感冒。另外，许多家庭长期开着空调，睡觉时也不关，孩子很容易受"夜寒"，早晨起床后也会觉得浑身乏力。这时，可以喝一碗姜糖水暖胃，孩子会感觉身上舒适许多。

红枣姜糖水 暖养脾胃

材料 姜 10 克，红枣 20 克。

配料 冰糖 10 克。

做法

① 锅里水开后，放入红枣。

② 将姜切片，放入锅中。

③ 最后加入冰糖，熬煮 15 分钟即可。

功效 健脾暖胃。

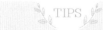

TIPS

多熬一会儿，才能把姜的味道熬出来。

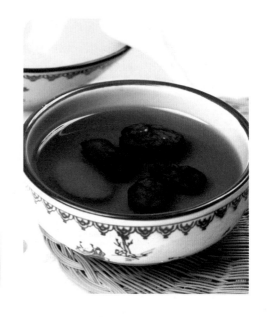

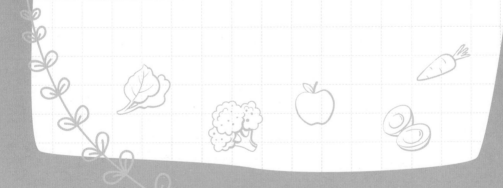

第二部分

身体小信号，
孩子脾胃有病早知道

学会判断孩子的健康状况

了解孩子"生理"与"病理"特点

常言说："为人父母，不知医者为不慈。"呵护孩子身体健康，为人父母不能不了解孩子的生理、病理特点。

生理特点之一：
脏腑娇嫩，形气未充

脏腑娇嫩。孩子出生之后，脏腑尚未发育完全，就像小禾苗一样，刚刚长出了头，非常"娇嫩"，一有风吹草动便很容易受伤。

形气未充。孩子的形体与脏腑功能不像成年人那样充实强壮。如果天气突然变化，或者吃得太多，大人可以很好地调节、适应，但孩子一不注意就会生病。

生理特点之二：
生机蓬勃，发育迅速

儿科专著《颅囟经》中提出，孩子是"纯阳"之体，生机蓬勃、发育迅速，就像"旭日初升""草木欣欣向荣"的样子。

病理特点之一：
发病容易，传变迅速

孩子"脏腑娇嫩，形气未充"，一旦生病，就容易表现出"发病容易，传变迅速"的病理特点。《温病条辨·解儿难》中说，小儿"邪之来也，势如奔马；其传变也，急如掣电"，就是说孩子感受邪气发病，像马奔跑起来那样快，而变起来，又像闪电一样迅速。总之，孩子的病情很容易发生变化。

病理特点之二：
脏气清灵，易趋康复

孩子的身体和成人不同，成人经过社会与自然中风风雨雨的多年浸染，身体里多数有了痰湿、湿热、瘀血等，这些都会影响身体脏气的清灵通达，导致生病后痊愈变慢。然而，孩子并没受到多种多样的"污染"，元气原本是充足的，脏气也很清灵，所以感受邪气生病后，正气就能够很好地被调动起来驱除邪气，从而利于康复。

家长一定要知道三个温度

当家长的朋友们，一定要知道孩子的三个温度：腋温、口温、肛温。

◉ 腋温、口温、肛温，三个温度值不一样

许多人认为，孩子的体温只要不高于 37 摄氏度就是正常的。其实，这是不对的，孩子不同部位的体温并不一样。

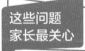

李大夫医案

给孩子测体温，要注意哪些方面

有一次，一个朋友打电话给我，说他家的孩子老是低烧。我当时听了就觉得奇怪，他的孩子不到 2 岁，看着身体挺好的，就问他怎么给孩子量体温的，他说一般都是测肛温。我问他孩子的肛温是多少，他说，有时候是 37.8 摄氏度，有时候是 37.6 摄氏度，反正很少正常过。

我听后心想，这不是在正常值吗？朋友感到惊讶，正常值不都是低于 37 摄氏度吗？

我接着追问才得知，原来朋友带孩子上医院时，看到一个家长在给孩子测肛温，那位家长告诉他，给孩子测体温时测肛温更准确。

我马上明白了，这位家长是没有依据随便说的，我的朋友是盲目相信了别人。许多人都认为人体各部位的体温就是 37 摄氏度左右，这是不科学的。

一般来讲，腋窝的温度是 36～37 摄氏度（婴儿的体温会稍微偏高一些，也正常）；口腔中的温度叫口温，正常值比腋温要高一些，在 36.7～37.7 摄氏度；肛温（直肠的温度）在三个部位中是最高的，在 36.9～37.9 摄氏度。

这些问题家长最关心

问 孩子发热初期有哪些容易被家长忽略的小征兆？

答 怕冷是发热前期的一种表现，测量体温时可能还不到 38 摄氏度，但此时孩子会出现皮肤苍白、手脚发凉、无汗、畏寒、肌肉酸痛、无力等症状。

孩子发病前有各种小信号

从细微处捕捉孩子的疾病信号

中医一个最大的优势就是整体观，认为"有诸内必形于外"。见一叶落而知秋之将至，掬一杯水而知江河之清。孩子不会无缘无故就生病，也不会突然生病，任何疾病都是有潜伏期的，它在潜伏期的时候会露出一些马脚，发出一些信号。如果家长没引起注意，孩子就会生病。

反之，如果家长掌握了这些信号，就能及早应对，将疾病扼杀在萌芽中，让孩子少生病。

◉ 看舌苔知孩子疾病

中医讲，舌苔由胃气所生，而五脏六腑皆禀气于胃。因此，舌苔的变化可反映脏腑的寒、热、虚、实，以及病邪的性质和病位的深浅。

1 ＞
舌苔薄白
这说明孩子已经出现积食了，但是胃气还没受到伤害。家长让孩子少吃肉，多吃几天蔬菜，积食慢慢就消掉了。

2 ＞
舌苔由薄变厚，颜色由白渐变为有点黄色，舌边舌尖由淡红变红
这时候说明病情明显，提示消化不良、胃肠积滞有宿食等。此时家长把孩子鱼、肉、蛋等高热量的食物停掉，给孩子摩腹或者遵医嘱吃一些消食药，去掉积食，孩子就不会被疾病盯上。

3
舌苔由白变黄，舌边尖红
如果孩子的舌苔厚腻，家长却不管，孩子的积食就会生内热，这时候舌苔就会由白变黄，舌边尖红，表示有热象了。家长这时要找中医大夫开一些消积、清热的药物，否则孩子受寒，就可能会感冒、发热。

宝宝脾胃好，病不找

32

◉ 看二便分寒热

看小便

如果孩子小便色黄而短少，说明孩子有内热了，需要赶紧清一下，否则就会发烧、咳嗽；如果孩子的小便色白而清长，那就是受寒了。

看大便

如果孩子的大便次数少，两三天一次，甚至时间更长一次，说明孩子体内有热。如果一天数次，便下如水，则可能是寒症。

口臭——胃中有火

孩子口臭是由胃火引起的。因为脾开窍于口，小儿属稚阴稚阳之体，生长发育迅速，常表现为脾不足，加上孩子饮食不节制，因此常为饮食所伤，胃火上升。

◉ 口臭多为实火，由胃热引起

中医将火分为虚实，口臭多为实火，由胃热引起。胃热引起的口臭，舌质一般是红的，舌苔发黄，这时只要喝点白萝卜煮的水，就能消除口臭。

◉ 孩子平时吃哪些食物可以预防口臭

预防口臭，孩子可以吃些柠檬、香芹、金橘、草莓、酸奶等。取新鲜草莓80克，洗净、去蒂，然后放入果汁机中打碎，饮用草莓汁。可以清热去火，消除口中异味。

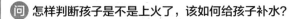

这些问题
家长最关心

(问) 怎样判断孩子是不是上火了，该如何给孩子补水？

(答) 有的家长怕孩子上火，不停地让孩子喝水，每天抱个水壶跟在孩子后面，不管不渴都让孩子喝。给孩子喝水时，可以先看看孩子的舌苔。如果苔少，而且舌尖红，说明孩子体内有火，该多喝水；如果孩子的舌苔厚，舌体胖大，说明消化不好，有湿困脾，这时就不能再给孩子多喝水，否则脾消化不了。

面色萎黄——脾胃虚弱

对于孩子来说，他们正处于生长发育的关键时期，家长可经常通过孩子的肤色来判断孩子是否健康。有些孩子的脸色长期发黄，是什么原因引起的呢？

◉ 脸色发黄多为脾虚引起

有些孩子脸色发黄是脾虚引起的。中医认为，脾主运化，统血，升清，输布水谷精微，为"气血生化之源"。孩子出生后，脏腑组织器官都依赖脾所化生的水谷精微以濡养，所以称脾为"后天之本"。五行中脾胃属土，主黄色，如果脾胃不好，就会出现脸发黄的现象，而且小儿脾常不足，脾胃功能不健全，容易产生脾虚，从而导致不爱吃饭、积食、消化不良、便秘等问题。

◉ 孩子脸色发黄如何调理

如果孩子在日常生活中较挑食，只吃肉或只吃蔬菜，那么面色发黄多是营养不良的表现。平时也经常会头晕、注意力不集中、疲劳，这不利于孩子的健康。家长要均衡孩子的营养问题，既要做孩子喜欢吃的东西，又要教会孩子营养均衡的道理，千万不能让孩子挑食，否则会影响孩子的成长发育。

有的家长工作比较忙碌，在日常生活中很少关心孩子，造成孩子饮食不规律、爱吃零食的习惯。但是，为了孩子健康，零食一定要适量，还要让孩子养成规律饮食的习惯，这样才能避免脸色发黄。

◉ 红枣小米粥，养脾胃、改善萎黄面色

红枣有健脾养血的功效，小米可健脾暖胃。两种食材合在一起煮成粥给孩子食用，不仅口感好，还可滋养脾胃，改善面色。

红枣小米粥 补益脾胃，改善面色

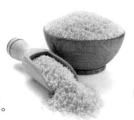

材料　红枣8颗，小米30克。

做法

❶ 将小米清洗后入锅，用小火炒至略黄。

❷ 加水及红枣，用大火烧开后，改小火熬成粥。

功效　适用于消化不良伴有厌食的儿童。

面部有白斑——脾胃气虚

有的孩子面部出现淡白色的粗糙斑块，很多家长或医生会误以为是一种"癣"，其实多是因脾胃虚弱导致的。

◔ 孩子面部有白斑是怎么回事

临床上，我经常看到有的孩子脸上会起大小不等的小白斑。许多家长会认为是孩子脸上长癣了，就到药店买来外用药涂抹，但是擦过后仍然不见效果。

对于这种症状，现代医学多认为是由于微量元素及维生素缺乏所致，因此家长可以带孩子做一个微量元素检查，看看孩子缺什么，然后在医生指导下有针对性地为孩子补充锌制剂、铁制剂、多种维生素等营养元素。如果孩子除了面部有白斑，还出现腹痛、消瘦等症状，应该考虑肠道蛔虫等寄生虫作怪，要尽快对患儿进行驱虫治疗。

◔ 面部有白斑，可用捏脊法调理脾胃

孩子面部有白斑，其实多因脾胃虚弱所致。这时候，家长可每天给孩子捏脊。方法很简单：

让孩子俯卧在床上，背部保持平直、放松。家长站在孩子后方，两手的中指、无名指和小指握成半拳状。食指半屈，用双手食指中节靠拇指的侧面，抵在孩子的尾骨处；大拇指与食指相对，向上捏起皮肤，同时向上捻动。两手交替，沿脊柱两侧自长强穴（肛门后上3~5厘米处）向上边推边捏边放，一直推到大椎穴（颈后平肩的骨突部位）算作捏脊一遍。每天早晚3分钟即可。

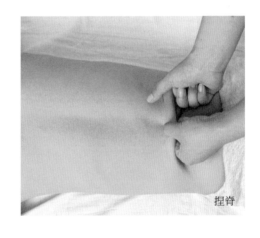

捏脊

除了面部白斑外，还有些孩子面部表现为㿠白色。一般来说，孩子面部大都红润有光泽，可是有些孩子却面色整体发白无光泽。此类患儿多有出汗、虚胖、大便稀溏等症状，这主要是肺脾气虚所致。有些孩子还会出现反复的呼吸道感染，这时候家长可以让孩子遵医嘱吃一些参苓白术散、玉屏风散等健脾补肺的中成药。

鼻根部有青筋——病根在脾胃

从中医角度讲，"望"诊是为孩子诊治疾病的重要手段。典籍中就有"望面色，审苗窍"的说法，意思是看孩子面部肤色，就能够诊断出孩子患了什么疾病。许多孩子虽然年龄小，但鼻根部"青筋暴露"，这是怎么回事呢？

⚉ 鼻根部有青筋可能是积滞或惊风

鼻根部是指人两眼内眦之间的部位，它是鼻子的起点，中医称为山根。如果孩子山根处青筋显现，则说明可能有积滞或惊风之证。这样的孩子大多有食欲不佳、腹胀、大便不畅、夜眠不安、手心脚心热、多汗等症状。

这些小毛病许多家长可能不放在心上，但是如果孩子积滞时间长了，就容易拉肚子、感冒、发热，甚至还会诱发支气管炎、肺炎等，因此绝不能忽视，还是早点调理为佳。

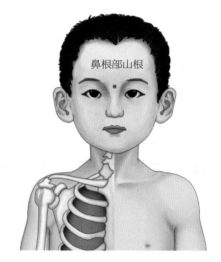

鼻根部山根

⚉ 揉外劳宫穴，健脾消食

在孩子手掌上有一个穴位叫外劳宫，经常按揉外劳宫，有健脾消食、提升气机的功效。

精准定位： 手背第二、第三掌骨间凹陷处，与内劳宫相对应。

推拿方法： 用拇指指腹按揉孩子外劳宫3分钟。

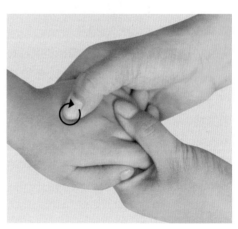

爱流口水——脾胃运化不力

孩子流口水，和"脾脏运化无力"有关。民间有句俗话叫"吃饱睡，咬牙流口水"，意思就是说吃得太饱，孩子娇嫩的脾胃运化不了，就会流口水。口水就是"涎"，垂涎三尺的"涎"。中医认为，涎为脾之液，涎由脾气化生并传输分散，在脾气充足的情况下，脾的"固摄"功能失调，涎液不能正常传输，就会发生"流口水"的现象。因此，要想克服爱流口水的毛病，就要调补脾胃。孩子脾虚流口水有两种情形，一种是"湿热"，一种是"寒湿"。

◉ 孩子有湿热，爱流口水怎么办

取黄连 4 克、大黄 3 克、胆南星 4 克，把这些药材打成粉，用胶布糊到孩子的两脚脚底的凹陷处。

由湿热导致流口水的孩子大多口水黏腻，挂在唇下而不会流下去。这类孩子多有尿少而黄、身热、腹胀等问题。

这三味药有清热、祛湿、和胃的作用，连续贴 5~7 天，一般情况下口水就会止住。

◉ 孩子有寒湿，爱流口水怎么办

取吴茱萸 4 克，打成粉，糊在孩子的脚底上，用胶布封好，晚上敷上白天取下来即可。连续贴 5~7 天。

寒湿导致的流口水，孩子的口水会比较清长，会不由自主地流下来。吴茱萸是一味热性药，归肝、肾、脾、胃经，能够温阳散寒。

这些问题家长最关心

问 脾胃上火，为什么常表现在嘴巴上？

答 人有五脏——心肝脾肺肾，这五脏都有可能上火。虽然和心火、肝火相比，脾火的"名声"似乎不大，但它与孩子的关系十分密切。"脾开窍于口"，所以脾有火的时候，会表现在嘴巴上。脾火旺的孩子会感觉嘴巴甜而且黏。

恶心呕吐——脾胃虚寒

有的孩子抵抗力比较差，消化功能不是很好，就容易出现脾胃虚寒的现象。孩子胃寒的一个明显症状就是恶心呕吐。

● 脾胃虚寒不能运化水谷，孩子就会恶心呕吐

脾胃喜暖恶寒，孩子真阳不足、脾胃虚寒就不能运化水谷，从而导致恶心呕吐。孩子恶心呕吐，是因为脾胃虚寒、食积胃滞、饮食不洁等而导致的胃失和降、胃气上逆。

● 如何知道孩子的呕吐是因受凉引起的

1.呕吐情况：起病急，突发呕吐胃内容物、黄绿色的胃液。

2.全身症状：可伴有鼻塞流涕，发热怕冷。

3.有受凉史：如进食冷饮、瓜果等食物，或撩开衣服露出腹部、频繁进出空调房冷热交替，或俯卧腹部贴在凉席、地板上。

● 按摩中脘穴，缓解孩子胃寒呕吐

按摩中脘穴，可以健脾暖胃，缓解孩子因胃寒造成的呕吐。

精准定位： 肚脐上4寸，即剑突下至肚脐连线的中点。

推拿方法： 用食指、中指二指摩中脘穴3~5分钟。

推拿功效： 行气散寒，呵护孩子肠胃。

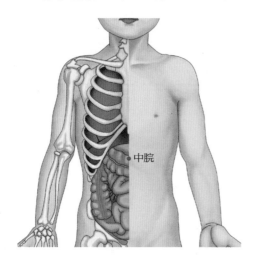

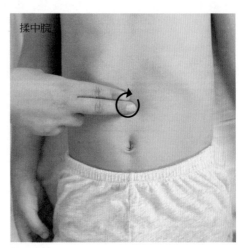

拭中脘

地图舌——脾虚

地图舌是婴幼儿的一种常见问题，俗称"花舌头"。地图舌多与脾胃的气阴不足有很大关系，所以出现地图舌的孩子一般会有食欲不振、多汗、倦怠、乏力等症状。

孩子地图舌，病根在脾胃

有一位妈妈，带着2岁的孩子来找我看病。妈妈说，孩子以前舌头一直有地图一样的轮廓，由于不影响吃饭，也就没太在意，但近几天来孩子在吃饭的时候总指着舌头说疼，不想吃饭，有时候还哭闹得很厉害。我诊断这是地图舌，是脾胃的气阴不足引起的，在治疗上以益气养阴为主。我给孩子开了参苓白术散，并嘱咐孩子妈妈回家给孩子吃一些补脾胃的食物。

● 地图舌多与脾胃气阴不足有关

中医认为"舌为脾胃之外候"，因此地图舌和脾胃有很大关系。一般来说，地图舌多与脾胃的气阴不足有很大关系，所以出现地图舌的孩子一般会有食欲不佳、多汗、倦怠、乏力等症状。

对气阴不足的通俗理解是，中医的阴与"水"对应、阳与"火"对应。打个比方，气阴不足就像脾胃系统的水比较少，水少时脾胃的外在表现——舌头上自然会发干、出现裂纹。

● 冰糖山药羹，平补脾胃，孩子不上火

调理孩子的地图舌，首推冰糖山药羹，因为山药可以补脾，而且是平补，孩子吃过后不会出现上火、积食等不适症状。

冰糖山药羹 改善脾虚

材料 山药200克，冰糖适量。

做法

① 将山药洗净，去皮，切小块。

② 锅内倒入适量水，烧沸后放入山药块，煮至六成熟时，放入冰糖，煮至山药软糯，汤汁浓稠即可。

用法 每天食用1次，连续吃5~7天。

功效 平补脾胃。

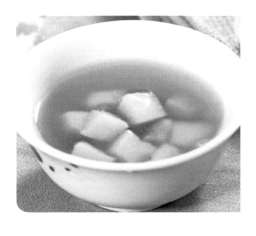

晚上睡觉磨牙——胃里有热

有的孩子晚上睡觉总喜欢磨牙，家里的老人们就会说，孩子肚子里是不是有"虫"了？许多年轻的父母会感觉老人的话不可思议，其实这种说法也没有错。

◉"湿热生虫"，孩子磨牙的病根是胃里有热

中医理论认为，"以牙床属胃，牙齿属肾"，意思是说，人的牙床与胃有紧密关系，牙齿和肾有密切关系。孩子磨牙是因为牙床不舒服，才会把上下两排牙齿磨来磨去。这个原因在于胃里有热、胃经有火，"热则动"，所以才会磨牙。这时候家长应该及时给孩子做调理，否则胃热还会导致腹胀、拉肚子、感冒、发热等许多不适症状。

中医讲"湿热生虫"，中国古代的医家很聪明，他们将人体和大自然相联系，取象比类得出这个结论。木柴经雨水一淋，过几天扒开一看，里面又湿又热，也会生虫。

其实人体也是这样，食物到胃里后，如果胃的腐熟能力弱，食物就不能完全腐熟，这时候就会生"虫"。当然，这里的虫不是实实在在的虫。一句话，磨牙的病根还是孩子胃里有热，得清胃火。

◉甘蔗百合炖雪梨，缓解孩子夜间磨牙

甘蔗入肺胃二经，可以清热生津、清胃热；百合有清心安神、和胃安眠的作用；雪梨可滋阴降火，除燥。将孩子胃里的热清一清，孩子就不磨牙了。

甘蔗百合炖雪梨 清胃热

材料 甘蔗 200 克，百合 20 克，雪梨 100 克，冰糖 5 克。

做法

① 把甘蔗、雪梨洗净，削皮，切成小块；把新鲜百合掰开，洗净。

② 甘蔗块、雪梨块、百合全部加入炖锅内，加适量清水烧开，大火煮沸后转小火煮 30 分钟左右。

③ 加冰糖稍煮 2 分钟，即可出锅。

用法 每天早饭后服用，连续服用 3～5 天。

功效 清胃热，缓解孩子磨牙。

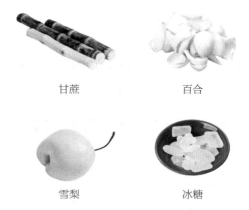

甘蔗	百合
雪梨	冰糖

宝宝脾胃好，病不找

爱出汗——心脾两虚

有些孩子总喜欢出汗，有的表现为白天没有活动却出汗；有的是夜晚睡着后出汗，有时衣服都会湿透。中医认为，孩子在不活动的情况下出汗，叫作出虚汗。如果孩子到外边跑跑步回来后大汗淋漓，那出的汗就不是虚汗。孩子体虚才会出虚汗，体虚导致出虚汗一般分为两种：气虚、阴虚。

● 气虚导致的自汗怎么调理

孩子白天没有活动却出汗，这叫"自汗"。中医认为，气主固摄，气虚的时候不能固表，腠理全开，就会出汗。中医说，汗为"心之液"，孩子体虚多与心和脾有关。用黄芪和大米煮粥食用，可以补脾益气，调理自汗。

黄芪粥 固表止汗

材料 黄芪 20 克，大米 50 克。

调料 白糖适量。

做法

❶ 将黄芪煎汁，用黄芪汁煮大米。

❷ 待煮熟后，放入适量白糖调味。

用法 温服，每天喝 1 小碗。

功效 黄芪味甘，性微温，含有黄芪多糖，可补气升阳、固表止汗，对小儿自汗有较好的疗效。

TIPS

黄芪粥属于温补性食物，当孩子盗汗症状好转后应停用，不建议长期服用。

● 阴虚导致的盗汗怎么调理

"盗"是小偷的意思，小偷总是在人睡着的时候去偷东西。盗汗的意思很容易理解，晚上睡着后汗不知不觉流出来即是。阴虚有火时，会"迫津外出"，形成盗汗。所以，治疗盗汗的根本还是要养阴、清热。

孩子盗汗的时候可以用浮小麦和红枣一起泡茶饮食用。

浮小麦红枣饮 补气益脾

材料 浮小麦 2 克，红枣 1 颗。

做法 用浮小麦和红枣泡水。

用法 每天当茶饮用，频服。

功效 养阴，益气，止汗。

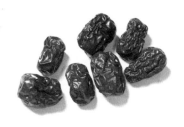

肚子咕噜噜乱响——消化不好

许多家长陪护孩子时，会听到孩子的肚子咕噜噜乱响，好像有水流过一样。这其实是因为吃到肚子里的食物没有好好消化造成的肠鸣。

◉ 孩子经常肠鸣，揉揉外劳宫

如果孩子经常肠鸣、腹胀、腹泻，或者时常出现溏便的话，就可以给孩子揉一揉外劳宫穴。小儿推拿古籍中有一句话："外劳宫，在指下，正对掌心是穴。治粪白不变，五谷不消，肚腹泄泻。"说明常按外劳宫，可调理孩子肠鸣、腹泻。

◉ 按揉外劳宫的方法

精准定位： 手掌掌心对应的手背中央。

推拿方法： 每天在孩子的外劳宫穴上按揉 100 ~ 200 次。

推拿功效： 健脾胃、祛寒邪。

注意事项： 揉的时候，家长用左手拉住孩子的手心，然后用右手拇指或中指的指腹去揉外劳宫即可。要注意，揉的时候力度不用太大，幅度也不用太大，家长可以给孩子的另一只手里放一个他喜欢的玩具来分散他的注意力。孩子边玩，家长边揉，孩子会更容易接受。

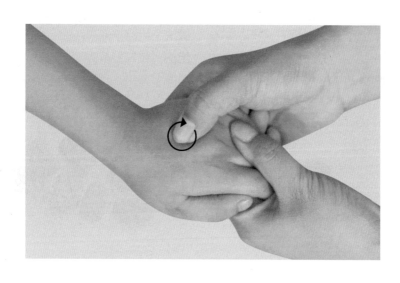

食指发紫——小心积食

许多孩子发热、感冒、拉肚子，跟进食不节制导致积食有很大关系。积食的时候，容易生内热，导致肚子胀、不消化，晚上睡觉的时候孩子翻来覆去，这时候就容易因受凉引起感冒、发热。另外，如果孩子经常积食，脾胃的消化吸收功能会变差，从而容易引起腹泻。

● 如何才能及时发现孩子积食

孩子出现积食时会出现肚子胀、肛门红、口臭、舌尖红等症状。但是，这些症状有时并不太好判断。其实，除了观察上述症状，还有个更简单的方法可以早发现孩子积食，即观察孩子食指外侧（即靠近大拇指一侧）的皮肤颜色。如果食指外侧发紫，就说明孩子有积食了。

● 通过"三关诊病"，发现积食

孩子食指的外侧有风关、气关、命关三个穴位，中医称为"三关"诊病。风关位于手掌侧面前沿、靠大拇指边，食指第一节，即掌指横纹至第二节横纹之间；气关位于食指第二节外侧；命关位于食指第三指节外侧。

如果风关发紫，说明积食较轻；如果紫色往气关、命关蔓延，说明积食越来越重了。

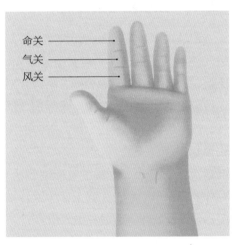

● 食指发紫，掐按四缝穴

四缝穴是经外奇穴，对调理孩子积滞、惊风效果很好。

精准定位：除大拇指以外，四个手指的第二个指横纹处。

推拿方法：用大拇指掐按四缝穴，两手每天各掐按 3 分钟。

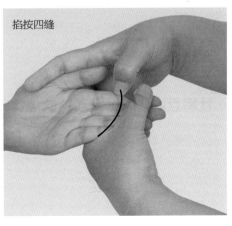

掐按四缝

脚指甲坑坑洼洼的——该补锌了

孩子如果体内缺锌，皮肤就容易粗糙、干燥，趾甲也容易脱落。

从脚指甲判断孩子是否缺锌很简单

一位妈妈带着她一岁半的小女孩来找我看病，她说孩子身体抵抗力差，动不动就生病。不经意间，我观察了一下孩子的脚指甲，上面坑坑洼洼的。孩子的妈妈还告诉我，孩子在玩的时候还会不经意将脚指甲碰破，脚指头上的嫩肉都会露出来，还会流血。经过观察和诊断，孩子体内缺锌了。因为锌可以保护皮肤，缺锌时趾甲容易脱落。

● 缺锌，孩子就容易生病

锌是人体必需的微量元素之一，在小儿的生长发育过程中有着重要作用。比如，锌有维护免疫的功能，缺锌容易导致免疫功能变弱，孩子容易生病。另外，锌还能够保护皮肤健康，缺锌时皮肤容易粗糙、干燥，趾甲也容易脱落。但是，由于婴幼儿生长发育速度较快，对锌的需求量很高，如果生活中饮食搭配不合理，就容易造成锌摄入量不足。

因此，在平时可以给孩子吃一些补锌的食物。另外，还有一些孩子在缺锌的同时还会缺钙，这时候可以在医生的指导下进行检查，然后"钙锌同补"。

● 牡蛎豆腐汤，钙锌双补的佳肴

牡蛎含锌丰富，同时钙、维生素A、硒含量也很高，孩子吃牡蛎不仅可以补锌，还有助于视力发育；豆腐含钙丰富，对孩子牙齿、骨骼的生长发育都颇为有益。

牡蛎豆腐汤 补充钙和锌

材料 牡蛎肉80克，豆腐150克。

调料 盐2克，香油1克，水淀粉10克，葱末和鱼高汤适量。

做法

❶ 豆腐切块；牡蛎肉洗净，沥干。

❷ 锅内倒油烧热，爆香葱末，放入鱼高汤大火煮开，下豆腐块煮熟，再放入牡蛎肉煮1分钟，加入盐调味，倒入水淀粉勾芡，淋入香油即可。

功效 补充钙和锌，增强孩子免疫力。

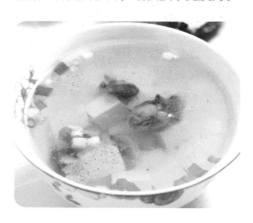

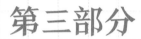

第三部分

脾胃虚，孩子吃饭不香、常积食

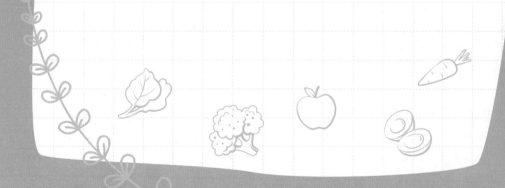

孩子吃饭不香，
脾胃不和在添乱

与吃饭关系最密切的两个脏腑——脾和胃

孩子的吃饭问题是家里的头等大事，为了让孩子能好好吃饭，家长操碎了心。要想孩子聪明、健壮、个子高，就要想办法让孩子好好吃饭。偏食、厌食的孩子不仅经常生病，身体发育也会受影响。

◉ 脾胃的功能，既有区别又有联系

脾胃是负责消化的脏腑。孩子不爱吃饭，家长也知道是孩子的脾胃出了问题。但是，究竟脾胃在食物的消化吸收过程中起什么作用？脾胃的运作机制又有什么区别呢？其实，脾胃的功能是既有区别又有联系的。

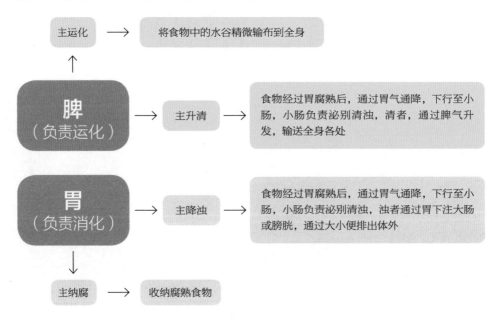

在消化功能的区分上，胃的作用是消化，而脾是负责吸收的。脾胃在功能细分上虽然有所区分，但两者都是负责为人体获取营养的，所以密不可分。脾和胃的一升一降，完成了食物从消化到排泄的全过程。

孩子厌食，往往是父母惯出来的

临床上，绝大多数孩子的身体问题都和饮食不当、脾胃失和有关。正气不足，外邪才会入侵。表面上看是感冒、发热、咳嗽……但根本原因是家长喂养不当。如果家长懂一点中医知识，对孩子的脾胃进行调理，孩子就不易被疾病盯上。

为什么现在胃口不好的孩子这么多呢？主要原因如下：

◉ 家长满屋子追着孩子喂

端到孩子面前的菜不对孩子胃口，孩子就不好好吃。有的家长就会端着饭碗，追着孩子，一口一口地哄着喂。吃一口饭要花上五六分钟，甚至 10 分钟时间。最后稍微吃了一点，孩子就跑去玩了。其实这个孩子根本没有正常吃饭。孩子每次都勉强吃半顿饭，但凡吃饱一点，他就去玩了，但很快还会饿，饿了后又会吃零食。这样也会导致孩子的依赖性增加、独立性减弱和专注力缺失，对以后的学习和生活都会有很大影响。

◉ 孩子吃某种单一的食物太多

比如说孩子喜欢吃鸡排，家长就给买好多，孩子就使劲吃，一不小心就吃多了，结果造成积食，然后脾胃功能就下降了，这时你再让他吃，他就吃不下了，因为没胃口。

◉ 孩子吃不健康的食物太多

许多孩子喜欢吃各种零食、喝各种饮料。然而，这类食物大多添加了一些人造物质，且其中有些是对人体健康有害的。孩子一旦多吃这些食品，可能就会对主食失去兴趣，导致饮食规律紊乱和脾胃受伤。

这些问题家长最关心

问 **为什么很多婴儿出现积滞、拉稀和便秘？**

答 有的家长觉得孩子能吃是好事，只要孩子肯吃，就使劲地喂；如果孩子不肯吃，连哄带吓地也要给他喂进去。因此，这几年看到积滞、拉稀和便秘的孩子很多，而且年龄越来越小。

分清不同程度、不同类型的厌食

孩子厌食的严重程度各有差异，调理起来侧重点也不同。

脾胃不和型

如果孩子仅仅是食欲缺乏，或者稍微多吃就觉得肚子胀，但是精神状态很好，大小便也比较正常，就属于脾胃不和，是较轻的，采取的食疗方法是健脾和胃，很快就能恢复食欲。

饮食调理

小米山药橘皮粥 小米（50克）＋ 山药（50克）＋ 鲜橘皮（10克）

脾胃气虚型

如果孩子除了不爱吃饭，精神也不太好，懒懒的，不爱说话，大便不成形并夹杂未消化的食物，就属于脾胃气虚证，需要注重健脾益气。

饮食调理

小米粳米莲藕粥 莲藕（250克）＋ 粳米（100克）＋ 小米（100克）

脾胃阴虚型

如果孩子不爱吃饭，但爱喝水，尤其嗜好冷饮，而且皮肤干燥、便秘、尿黄、舌苔少或花剥苔，就要考虑脾胃阴虚证，要特别注意滋养胃阴。

饮食调理

白萝卜雪梨汤 白萝卜（1个）＋ 雪梨（1个）＋ 冰糖（5克）

这些问题家长最关心

问 家长如何激发厌食孩子的食欲？

答 饮食要定时定量，保证一日三餐。控制吃零食的量，尤其是吃饭前，最好不要吃零食、喝饮料。在饭菜的制作上，家长要下功夫，在清淡、易消化的基础上，尽量做到色香味俱全，激发孩子的食欲。

蒸大蒜冰糖水，消食化积

当下有不少孩子，时常不好好吃饭，挑肥拣瘦，时间一长就会损伤脾胃，身体素质变得越来越差，一有天气变化就会生病。若要改变孩子挑食的习惯，就要从强壮孩子脾胃做起。这除了需要改变孩子之前不好的饮食习惯外，还可以平时用大蒜和冰糖蒸水给孩子喝。

◉ 蒸大蒜冰糖水，补脾胃、消积食效果好

大蒜和冰糖是两种取材方便的食物，蒸大蒜冰糖水做法也简单，消积食效果还好。

中医认为，大蒜性温，味辛，归脾、胃、肺经，有行滞气、暖脾胃、消积的功效；冰糖性平，味甘，归脾、肺经，有补中益气、和胃润肺的功效。大蒜和冰糖，加适量的清水，一起蒸着服用，对调理孩子积食有帮助。

蒸大蒜冰糖水 消食化积

材料 大蒜 6 瓣，冰糖适量。

做法

① 将大蒜去皮，拍碎。

② 锅内放入拍碎的大蒜、冰糖，加适量清水。

③ 将锅置于火上，慢火蒸 20 分钟即可。

用法 饭后服用，每天 2 次，每次服用 150 毫升。

功效 健脾和胃，消食化积。

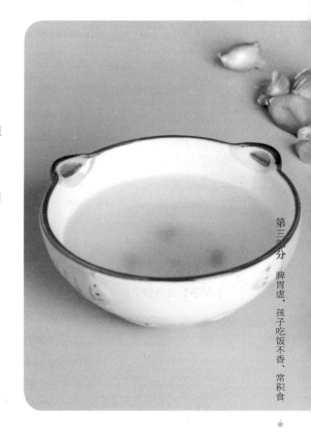

小儿健脾四神汤，增进食欲吃饭香

孩子最管不住的就是自己的小嘴，经常嘴巴痛快了，却苦了胃，导致消化不良，所以厌食的孩子很普遍。中医认为，小儿厌食不吃饭，毛病无疑在脾胃。《灵枢·脉度》里说："脾气通于口，脾和则口能知五谷矣。""脾和"指的就是消化功能好。要让孩子"脾和"，平时不妨给他喝小儿健脾四神汤。

● 健脾四神汤，让孩子吃嘛嘛香

小儿健脾四神汤，主要由四种主料和一种辅料组成，主料为：淮山药、茯苓、薏米、莲子。其中，淮山药有健脾胃、促消化的功效；茯苓可以渗湿利水、宁心安神；薏米可以健脾补肺，清热利湿；莲子可以补脾安神。辅料红枣可以温补脾胃，改善食欲。各种材料一起炖汤，可以增进孩子食欲，让孩子吃嘛嘛香。

小儿健脾四神汤 促进消化

材料 淮山药、茯苓各 10 克，薏米 50 克，莲子 15 克，红枣 20 克。

做法

① 淮山药、茯苓、薏米、莲子分别洗净，控水后备用；红枣洗净，去核。

② 将上述材料一起放入煮锅内，锅内加清水适量；大火烧开后，小火慢煮 30~40 分钟。

用法 1 周服用 2~3 次。

功效 健脾益胃，增强孩子食欲。

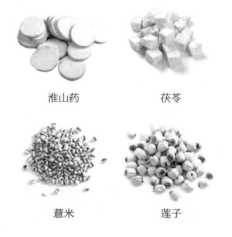

淮山药　　茯苓

薏米　　莲子

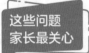
这些问题家长最关心

(问) **孩子总挑食怎么办？**

(答) 孩子挑食要尽量去寻找挑食的原因，通常来说，孩子挑食都是家长惯出来的毛病。有的家长因为溺爱孩子，由着孩子的口味吃，从而惯出了孩子挑食的毛病。改变孩子挑食的习惯，从均衡营养做起。建议在饮食上多变花样，如大米饭可以改成大米红豆饭（红豆要煮烂）给孩子吃，或者将蔬菜剁碎包饺子，甚至可以将胡萝卜榨汁和大米一起煮成有颜色的饭，这样更容易激起孩子的食欲。

孩子挑食、厌食，推小手、揉肚子见效快

现在生活条件虽然好了，但是还有许多孩子面色土黄、身材瘦小、头发稀少。这类儿童多有厌食、偏食等症状。

● 脾虚的孩子：脸色黄、消瘦、头发稀疏

从中医角度讲，脾胃乃仓廪之官，后天之本，津液气血及精气化生之源。如果孩子的脾胃虚弱，对食物的吸收能力降低，就会导致五脏失养、阴阳失衡，时间长了脏腑得不到后天水谷精气的充养，导致气血不足，这时候就会影响到面色和身体发育。这些孩子多有懒动、偏食、厌食、大便不调等症状，在日常调理时应注意两大原则：以健脾益胃为主，兼以消积导滞。

遇到这种情况家长要给孩子进行调理，方法很简单，多做推拿就能见效。

李大夫医案

补脾经、揉板门、按揉中脘，让孩子爱上吃饭

有一个 5 岁的小女孩，不吃菜，饭量也很小，以至于越来越消瘦。这可急坏了孩子的妈妈，她想了一些改善孩子胃口的方法，可总是无济于事。通过诊断，我发现孩子是患了厌食症。我给孩子补脾经 60 次，揉板门 100 次，按揉中脘 3 分钟。我让孩子的妈妈回家也按照这个方法每天给孩子做推拿，经过一个多月的调理，孩子吃饭香了，人也长胖了。

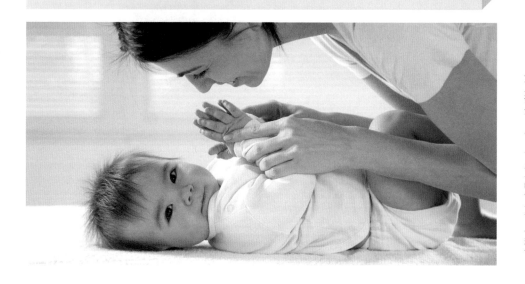

◉ 补脾经

精准定位： 位于大拇指桡侧缘，从指尖至指根成一直线。

推拿方法： 用拇指指腹从孩子拇指指尖向指根方向直推脾经 100~200 次。

推拿功效： 补脾经可以健脾和胃，调理孩子食欲不振、厌食等问题。

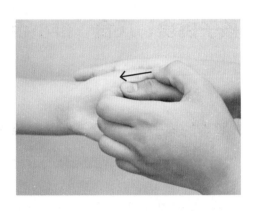

◉ 揉板门

精准定位： 大鱼际部或大指本节 0.5 寸处。

推拿方法： 用拇指端揉孩子板门 50 ~ 100 次。

推拿功效： 揉板门可以健脾和胃、消食化滞，调治孩子吃饭不香等问题。

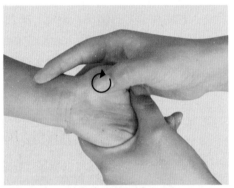

◉ 按揉中脘

精准定位： 肚脐直上 4 寸处。

推拿方法： 用拇指按照顺时针方向揉孩子中脘穴 3 ~ 5 分钟。

推拿功效： 揉中脘可治疗孩子腹胀、呕吐、泄泻、食欲不振、腹痛等症状。

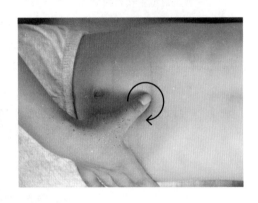

这些问题家长最关心

问 中药敷贴可以改善孩子厌食吗？

答 取吴茱萸、白胡椒、白术各 5 克研成细末，用陈醋调成膏状，敷在孩子肚脐上，外面用纱布固定。每 2 天换药一次，7 天为一个疗程。对孩子挑食、厌食、消化不良等病症具有很好的治疗和调理作用。

别让重口味伤害孩子的脾胃

孩子总是喜欢吃更有味道的食物，有些孩子则特别喜欢吃一些重口味的食物。因此为了让孩子多吃饭，家长做菜的时候放的油和调料很多，时日一长就加重了孩子的口味，影响了孩子的健康。

⊛ 重口味容易刺激脾

口味来自脾，脾气足才能感受到口味。但口味重了，就会刺激脾。小时候把孩子的口味提高，长大后口味就变重了。一个人长大了喜欢吃什么口味的东西，与小时候父母的喂养习惯有很大关系。

很多家长在做菜的时候，通常会加很多调料，同时放很多油，认为这样做出来的菜味道好，孩子喜欢吃。却不知过食"肥甘厚味"的食物会让孩子产生内热、脾胃受损。孩子的脾胃很娇嫩，如果经常给孩子吃口味重的食物，势必会对他的脾胃造成严重刺激。口味加重了，孩子就难以适应甘淡的味道。等到再吃清淡的食物，就吃不下去了。

⊛ 健脾胃之道就是多给孩子吃甘淡的东西

"甘"就是食物里面自有的甜。比如咀嚼米饭或馒头时感觉出来的甜味，如红薯、南瓜的甜，都是嚼的时间长后产生的，而淡则是平淡的味道。

家长不能总是用特别香的食物来调孩子的脾胃，一旦被调重了，就会使孩子无法适应甘淡的味道，从而导致脾胃失调。

这些问题家长最关心

问 适合孩子常吃的甘淡类食物有哪些？

答 孩子时常吃些薏米、南瓜、番茄、油菜、豆腐等清淡食物，可以健脾开胃、增进食欲。

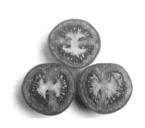
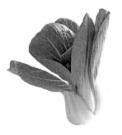
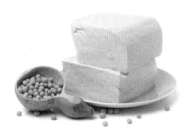

让孩子少吃西式快餐

近些年，西式快餐已经成为孩子中的时尚食品。为了满足孩子吃西式快餐的愿望，家长带着孩子频频光顾西式快餐厅。西式快餐厅里挤满了孩子，而且越来越低龄化。其实，孩子酷爱的西式快餐，营养结构并不均衡，对健康的不良影响也很多。

◉ 西式快餐的不良影响

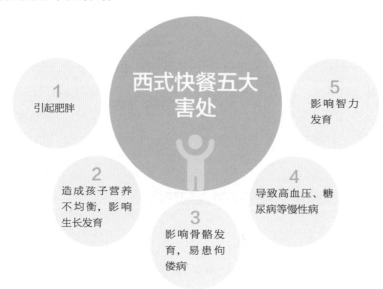

◉ 让孩子远离西式快餐的妙招

既然西式快餐有如此多的不良影响，那我们该怎样帮助孩子改正爱吃西式快餐的坏习惯呢？

丰富日常饮食。家长要在日常饮食中多费心思，变着花样给孩子准备食物，科学安排饮食，摄入充足、全面的营养。

适当加餐弥补空缺。由于孩子的胃容量有限，每次进食不会太多，加上孩子活泼好动，所以家长每天最好在上午 10 点、下午 3 点左右给孩子准备一些新鲜水果作为加餐，降低孩子对西式快餐的欲望。

通过购买其他东西转移注意力。对于喜欢吃西式快餐的孩子，家长可以通过购买其他东西转移注意力，比如体育用品、玩具等，不仅能有效抗拒西式快餐，还有利于孩子锻炼身体，增进食欲。

孩子积食不消化，脾胃虚弱是病根

如何判断孩子积食了

临床上因为积食导致生病的孩子很多。积食是指乳食停聚在中脘，积而不化，由于气滞不行所形成的一种肠胃疾患。《景岳全书·小儿则》中指出："盖小儿之病，非外感风寒，则内伤饮食。"这充分表明"积食"在小儿疾病中的范围之广。

李大夫医案

孩子经常咳嗽、发热，竟是积食惹的祸

一个年仅6岁的小姑娘却是老病号：总感冒，而且一感冒就咳嗽，长期不愈"。抗生素、止咳药吃了不少，就是不见好。我问孩子的妈妈，孩子平时爱吃什么？妈妈说，薯片、巧克力、汉堡。还说，孩子大便时常干燥，嘴里还老有味。我注意到孩子颧骨红红的，舌苔又厚又腻，孩子的手心大冷天还是热的，这些都是食积的表现。我对孩子的妈妈说，孩子咳嗽是吃零食太多导致的。家长平时让孩子吃了太多过甜、油炸的食物，将孩子的脾胃都吃坏了，吃进去的食物消化不良，略微着凉就会咳嗽。

我给孩子开了点消食导滞、宣肺化痰的药，嘱咐孩子认真吃正餐，多吃蔬菜，尽量不吃高热量的零食。孩子的咳嗽很快就好了。

● 孩子的很多病都与积食有关

临床上，孩子的许多病看似种类各异，但深究都与积食有关，比如咳嗽、发热、咽炎、肺炎、头痛、便秘、腹泻等，都可能是积食引起的。

● 孩子积食的常见症状有哪些

孩子积食的症状有很多，家长可以仔细观察、认真判断。下面是一些判断孩子出现积食的方法，大家可以参考：①口有异味。②大便比较臭。③大便次数增多，每次黏腻不爽。④舌苔变厚。⑤嘴唇突然变得很红。⑥手心、脚心发热。⑦食欲紊乱。⑧晚上睡觉不踏实。⑨感冒后容易咽喉肿痛。⑩饭后肚子胀痛、腹泻。

这些情况不一定同时出现，但每一条都对你识别孩子的积食有所帮助。

孩子长期肚子疼，积食可能是祸首

有的孩子经常喊肚子疼，但检查后又没有其他方面的病变，这时家长首先想到急性阑尾炎、急性肠梗阻等急腹症。但临床中急腹症引起的腹痛多是持续性的疼痛，并且部分患儿的疼痛会异常剧烈。另外，过敏性紫癜虽然也可引起腹痛，但多伴有两腿间的对称性红疹。殊不知，对于孩子长期慢性腹痛来讲，积食是一个最常见的诱因。

◉ 积食腹痛的表现症状

积食腹痛的典型症状是：孩子长期慢性腹痛，排便后疼痛会适度减轻。

◉ 盐包热敷肚脐，消积食

用盐包热敷肚脐周围是个不错的消积食的好方法。具体做法是：把粗盐装进一个小布袋里，放入微波炉里加热，然后每天在孩子肚脐周围热敷。中医将肚脐命名为"神阙"，认为它是人体体表重力场的中心，对人体中的外表物质有强大的收引作用。盐具有软坚散结的作用，当热盐敷在肚脐周围可间接达于肠胃，从而可以软化肠道中积滞的食物，起到消积导滞的作用。

◉ 积食腹痛，喝萝卜水消食化积

白萝卜是一种消食化积的好东西。可把白萝卜洗干净后煮水给孩子服用，从而起到理气、消食、化痰的目的。另外，可将生白萝卜捣成泥，敷在肚脐周围，因为生白萝卜味辛香走窜，入肺胃经，能够促进肠道蠕动、消积化食。

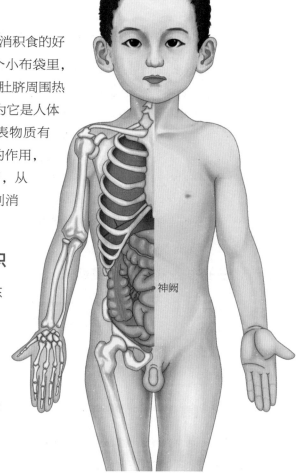

神阙

零食吃得多也会积食

对于绝大多数的孩子来说，零食是他们的最爱，很多孩子甚至会不吃正餐，只吃零食。经常吃零食的孩子，多面黄肌瘦，容易积食。如果长期无节制地吃零食，对孩子的健康不利。

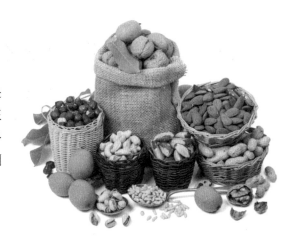

◉ 常吃零食，影响消化功能

人体的消化活动有一定规律，有工作的时候，也有休息的时候。进食后，经过一段时间的消化运动，胃里的食物可以排空，让胃肠进行充分休息，胃内消化液分泌增多，此时再进食就吃得多，消化吸收也好。反之如果孩子不停地吃零食，会扰乱胃肠道的规律性活动，从而影响其他食物的消化吸收。

◉ 常吃零食，会导致营养失衡

零食大多因味道好而受到孩子们的青睐，但营养成分较为单一，常吃零食会影响其他营养素的摄入、消化和吸收，导致营养素摄入不足或比例失调，机体因营养缺乏而免疫力下降。

◉ 常吃零食，会影响食欲

常吃零食，会发生胃热积滞，脾不化食，食欲下降，甚至偏食、厌食。

另外零食味道重，如酸、甜、咸等，对孩子的味觉是一种强烈刺激，时间长了使孩子味觉的敏感度下降，吃饭时便会感到食物嚼在嘴里淡而无味。

◉ 哪些零食可以适当摄取

许多爱吃零食不爱吃饭的孩子背后，都有溺爱孩子的家长。孩子选择食物时只会凭着自己的喜好，而家长如果一味地纵容，孩子就容易出现积食。可能有家长会问，爱吃零食是孩子的天性，那怎么办？零食也分很多种，要尽量选择对孩子健康有利的零食，如水果、酸奶都是很有营养的零食。

还要注意，不是说水果、酸奶有营养，就能随便吃。凡事都有个度，水果、酸奶这类健康零食，在不影响正餐的情况下，可以尽量多吃点，而"垃圾食品"则要尽可能少吃。

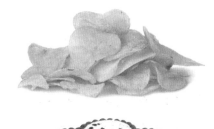

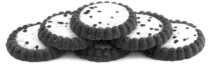

主食、副食要分清，积食不会来打扰

在许多父母的眼中，只要自己的孩子肯吃，那就没问题，什么是主食，什么是副食完全不分清。喜欢吃肉就多吃肉，喜欢吃水果就只吃水果，这样做对孩子的脾胃是有很大伤害的。

◉ 主食、副食分别是什么

人之生存，自然以米、面为主，这些称为主食；而鱼、肉、菜、水果等虽然营养丰富，可它只能归入副食范围中，它们是用来辅助米饭、馒头的。如果孩子总是主食、副食颠倒，就容易造成积食，损伤脾胃，从而体质变弱。

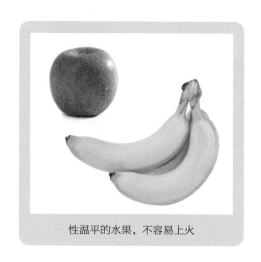

性温平的水果，不容易上火

◉ 主食、副食的合理搭配

荤素搭配法则： 每餐饭不能以单纯的肉类或者蔬菜来进食，而要有高热量的食物以及消解它们的高纤维食物，荤素搭配才能帮助孩子的肠胃蠕动，预防积食。

饮水与水果相配合法则： 水是生命的必需品，孩子不想上火就要多喝水，而水果则要选择性质温平类的，如苹果、香蕉等。水与水果能有效分解主食，又能去副食中的油腻，对消化会有很大帮助。

主食要定量法则： 每天吃多少主食，最好要有一个标准，要占到一个人进食量的 60% ~ 70%，其他的才可以用副食来补充。这样可以保证孩子的营养充足，消化力也能提高。

这些问题家长最关心

问 孩子是否需要补充各种维生素？

答 孩子是否需要补充维生素，主要是通过孩子的身体情况来判断，如果孩子饮食正常，身高体重都在正常的范围内，一般不用特意补充维生素。如果出现缺乏维生素的情况，可以在医生指导下适当地进行补充。

分清实证积食与虚证积食

关于孩子的积食问题，通常分为两种类型：实证积食和虚证积食。调理宜针对不同的积食，采取不同的方法。

◉ 实证积食

一般来说，孩子吃多了，乳食内积导致的积食为实证积食。这种孩子一般身体素质较好，积食的出现与饮食不当关系密切。孩子出现积食时，往往不爱吃饭，口中有酸臭味，腹胀腹痛；有时会呕吐，吐出的是未消化的食物；有时会发热，大便酸臭，便秘，尿少，尿黄；舌红，舌苔腻。

调理方法：对于实证积食的孩子，可以适当吃些具有健脾消食作用的食物，如山楂、白萝卜等，加强脾胃运化功能。

◉ 虚证积食

脾胃虚弱的孩子一般比较瘦弱，面色发黄，舌苔白腻，精神状态也不好；经常感到疲累、乏力；晚上也睡不踏实，喜欢趴着睡；肚子经常胀胀的，大便比较稀并夹杂着未消化的食物。

调理方法：对于脾胃虚弱的孩子，要少吃多餐，可以吃些具有健脾化积作用的食物，如山药、山楂、麦芽等。

这些问题家长最关心

问 家长怎样做不会让孩子的脾"死机"？

答 不能给孩子吃太多的东西，孩子吃多了特别容易积食。孩子的脾胃较弱，吃太多，堆积到胃里，一下就瘀堵了。如奶油蛋糕一般都是反式脂肪做的，如果大量吃下去，很容易得病。

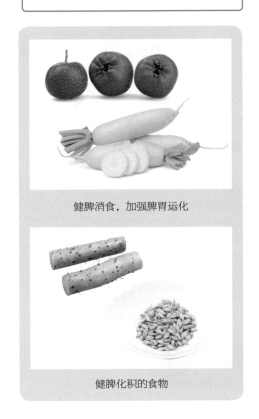

健脾消食，加强脾胃运化

健脾化积的食物

第三部分 脾胃虚，孩子吃饭不香、常积食 ◉

山药小米粥，简单有效改善积食

当孩子出现吃饭不香、体重减轻、面黄肌瘦或腹泻日久时，许多家长都会忧心忡忡，不知该如何调理孩子的胃口。最简单有效的方法之一就是食用山药小米粥。

山药和小米搭配，健脾益胃助消化

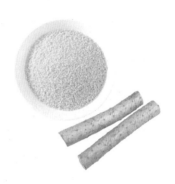

山药性平、味甘，归脾、肺、肾经。古籍记载，多吃山药有聪耳明目、延年益寿的功效。孩子常吃山药，可以强健脾胃。《滇南本草》中记载："小米主滋阴，养肾气，健脾胃，暖中。"孩子常吃小米，有补肾暖脾的功效。将山药和小米搭配煮粥，健脾胃助消化的功效更好。

山药小米粥 健脾益胃，助消化

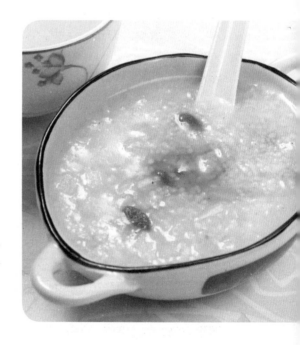

材料 小米 50 克，新鲜山药 100 克，枸杞子 3 克。

做法

❶ 新鲜山药去皮、洗净、切块；小米、枸杞子洗净。

❷ 砂锅加水，煮沸，放入山药块、小米、枸杞子一起煮成稀粥。

用法 每日早晚各服用 1 次。

功效 山药可补脾养胃、补肺益肾；小米可补虚损，开肠胃。两者搭配有消食导滞、健脾止泻的功效。

这些问题家长最关心

问 哪些孩子不宜吃山药小米粥？

答 山药中含有丰富的淀粉，胸腹胀满、大便干燥、时常便秘的孩子最好少吃，待这些症状缓解后可食用。

山楂糕，专治吃肉过多导致的积食

有不少家长说，自己的孩子简直是无肉就不吃饭，遇到青菜要连哄带劝才肯吃一丁点。看到肉，孩子就会胃口大开，一次吃很多，所以十分容易积食。对于这种情况，我建议可以给孩子吃一点山楂糕。

◉ 山楂：开胃消食，化肉积

山楂是我们平时常见的一种水果，能够开胃消食、化滞消积、化痰行气，还有活血化瘀的作用。山楂对治疗孩子肉类吃太多导致的积滞很适合，许多助消化的中成药里都有山楂。

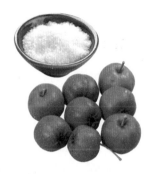

山楂糕 `开胃消食，化滞消积`

材料 山楂 500 克。

调料 白糖、桂花各适量。

做法

1. 山楂洗净，切开，去籽。
2. 锅中放水烧开，放入山楂，大火煮至山楂变软，然后继续煮，一边煮一边用勺子不断搅拌，汤汁略显黏稠时放入白糖，继续搅拌至山楂成膏状。
3. 盛出放在大碗中，等到稍微凉一些，迅速扣入模具中，脱模即可成型，撒上桂花即可。

用法 可以每天餐后给孩子吃一点。

功效 一般食用 2 ~ 3 天孩子就能逐渐恢复食欲。

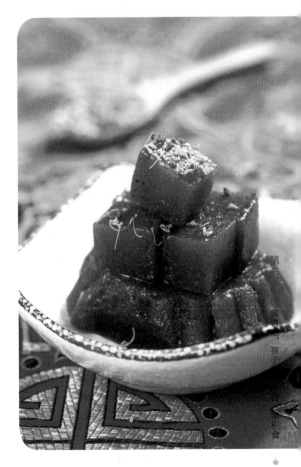

豆蓉蒸鸭梨，消食化积、止咳嗽

小儿积食主要是由于家长喂养不当或者某些疾病导致脾胃受损引起的。俗话说："乳贵有时，食贵有节。"食物并非吃得越多越好，若喂辅食过早，或让孩子吃太多肥腻、生冷的食物，就会损伤他们的脾胃之气，使气血津液耗损，进而产生病理上的脾气虚损而发生积食。

◉ 用雪梨和枇杷煮水，消食化积、止咳嗽

中医学认为，雪梨性凉，味甘、微酸，归肺、胃经，有清热降火、消食化积、润肺化痰的功效；枇杷性凉，味甘、酸，归肺、胃经，有生津止渴、和胃降逆、润肺止咳的功效。取鸭梨1个切块，枇杷2个切块，冰糖适量，一起煮水饮用，可以改善孩子积食引起的咳嗽。煮雪梨枇杷水时，枇杷叶也可以洗净后，搭配其他材料一起煮，清肺胃之火的作用更好。

◉ 豆蓉蒸鸭梨，健脾和胃散疳积

辅助调理孩子积食，可以食用豆蓉蒸鸭梨。做法很简单，主要用料是鸭梨、枇杷、红豆沙、松子仁、冰糖等。冰糖有养阴生津、润肺止咳的作用，配合鸭梨，对肺燥咳嗽、干咳无痰等症状有辅助调理作用；红豆可以健脾养胃、利水除湿。

豆蓉蒸鸭梨 健脾，消食积

材料 鸭梨1个，枇杷4个，红豆沙80克，松子仁10克，冰糖适量。

做法

① 先将鸭梨去皮，对半切开，把心和核去掉，口朝上放入盘中，红豆沙分别装到半个鸭梨内。

② 枇杷切口，周围插松子仁。

③ 把装好红豆沙的鸭梨整齐地放在盘内，上笼蒸5分钟取出，另起锅盛适量清水，加入白糖并烧沸，用湿淀粉勾芡，浇在枇杷上。

用法 饭前适量食用。

功效 健脾消食和胃。

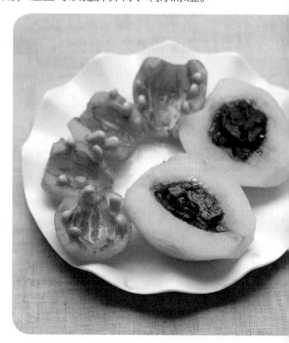

揉揉肚子也能解决孩子积食

孩子积食胃就会不舒服，常表现为腹胀、不想吃饭、消化不好。出现这种情况家长不要着急，掌握一套特效摩腹法，给孩子揉揉肚子，就能帮助孩子有效改善积食。

孩子消化不好，揉揉肚子效果好

邻居家 4 岁的小男孩，有两天总说肚子不舒服，排便也不顺畅。我用手一摸他的肚子，圆鼓鼓的，这是积食引起的消化不良症状。我用揉腹法给他做推拿，上午揉 30 分钟，下午揉 30 分钟，揉完后，听见他的肚子里咕咕叫了一阵，再不嚷嚷肚子不舒服了。

揉肚子，促进肠道蠕动

中医认为，经过肚子的经络是脾经、肝经和肾经等，通过揉肚子能够达到调节肝、脾、肾三脏功能的作用，让身体内"痰、水、湿、淤"的积聚散开。现代医学认为，人的肠道分别是由升结肠、横结肠、降结肠等组成的，所以摩腹可以起到促进肠道蠕动的作用。

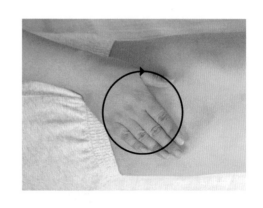

怎样揉肚子最见效

揉肚子的方法很简单： 把五个手指并拢，放在孩子的肚子上，然后轻轻做盘旋状揉动，先逆时针 36 下，后顺时针 36 下。顺揉为清，逆揉为补。连续揉 30 分钟，对孩子的脾胃保养效果很好。要点是五指并拢，否则气就散了。

这些问题家长最关心

问 揉肚子时，孩子肚子咕咕叫是正常现象吗？

答 如果揉的时候孩子的肚子咕咕叫，说明出现了肠鸣音，或是在排气，家长不用紧张，这是正常现象。

孩子积食胃口差，莱菔子贴压中脘

许多家长带孩子有一个误区，看到能吃的、不挑食的孩子就高兴，孩子想吃多少就给多少。可是，毕竟孩子的肠胃还很弱，消化系统的功能并非父母想象的那般好。在这种情况下，孩子稍微受点凉，或者吃了一些凉东西，就容易发生积食。

◉ 莱菔子，消食除胀效果好

通俗地说，积食就是吃多了，伤到了脾胃，这时孩子会腹胀、便秘、胃口差，严重者可能出现呕吐、低热，还容易引起感冒。孩子出现了积食，首先要调理他的脾胃，可以用莱菔子贴压中脘穴。莱菔子就是萝卜的种子，它有消食除胀的作用。

◉ 莱菔子贴中脘，治消化系统疾病

精准定位： 在上腹部，肚脐中上 4 寸，前正中线上。

操作方法： 将莱菔子装在纱包里，睡前贴在孩子中脘穴处。

主治功效： 主要治疗消化系统疾病，如腹胀、便秘、食欲不振等。

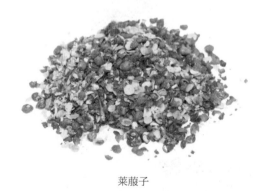

莱菔子

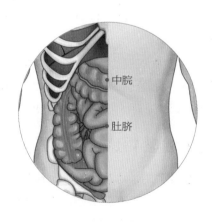

中脘

肚脐

TIPS

莱菔子不能多用，只要孩子能顺利排便，肚子不胀了就停止使用，因为莱菔子是泄气的，用多了会让孩子气虚。

揉板门、捏脊，消食化积效果好

⦿ 揉板门

精准定位： 大鱼际部或拇指本节 0.5 寸处。

推拿方法： 用拇指端揉孩子板门穴 50～100 次。

推拿功效： 揉板门可以健脾和胃、消食化滞，能调治孩子吃饭不香等问题。

⦿ 捏脊

精准定位： 后背正中，整个脊柱，从大椎至长强成一直线。

推拿方法： 用拇指指腹和食指中节靠拇指的侧面自下而上提捏孩子脊旁 1.5 寸处。捏脊通常捏 3～5 遍，每捏 3 下将背脊皮肤提 1 下，被称为"捏三提一法"。

推拿功效： 捏脊可以消食化积、强身健体。主治孩子积食、发热、腹泻、呕吐、腹痛、便秘等症状。

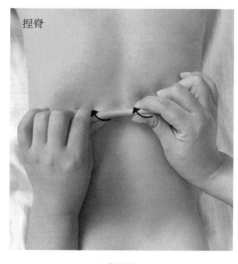

揉板门

捏脊

揉板门 歌诀

板门穴，真奇妙；大拇指上找一找。
按一按，揉一揉；吃饭香，没烦恼。

捏脊 歌诀

妈妈帮你推推背，宝宝干啥都不累。
捏一捏揉一揉，宝宝干啥都不愁。
脊椎两旁拇指推，就像上树小蚂蚁。
蚂蚁爬树不怕高，三捏一提效果好。

第三部分　脾胃虚，孩子吃饭不香、常积食

65

建立良好的饮食习惯，从根本上防积食

许多来门诊看病的孩子，或多或少存在一些积食的问题，但一半以上积食的孩子其实不需要用药。把孩子的饮食习惯调整好了，孩子的积食情况以及引发的许多问题都会改善。

1 孩子一日三餐要定时定量

有的孩子在幼儿园放学后想吃东西，但为了让孩子等全家到齐后一起吃晚饭，家长有时会先给孩子一点零食，这种习惯其实不好。我们应在下午五六点时，让孩子按时就餐。等大人七八点聚在一起吃晚饭时，孩子也没必要跟着大人再吃一餐，否则孩子会因为吃得太饱而导致积食。

孩子的主食应尽量以易消化的面条和粥类为主，配合应季的蔬菜，肉类不宜多吃，特别是一些脾胃功能较弱的孩子，肉类应尽量在中午吃，晚饭不要吃肉。在睡前1小时内，尽量不要让孩子进食任何食物，因为晚上肠胃需要逐渐进入休息状态，蠕动变慢了，消化能力比白天要弱，如果强迫它们工作，就很容易积食。

2 孩子每顿饭都要吃得稍微"欠"一点，尤其是晚饭

3 睡醒30分钟内最好不要给孩子进食

因为胃肠从睡眠中的低速运转状态恢复到正常工作状态需要一段时间，所以在孩子刚醒来时，给孩子一个缓冲时间，等胃肠功能慢慢恢复以后，再开始给孩子正常进食比较好。

宝宝脾胃好，病不找

第四部分

孩子腹泻、便秘、发热，调脾胃是根本

脾胃受凉、受热，
孩子都会腹泻

脾虚的孩子经常腹泻

有一些孩子经常腹泻，到医院检查也没什么明显症状。这常常令家长手足无措。

经常腹泻的孩子，往往面色发黄、瘦小，肌肉松软不结实，手脚冰凉，精神状态不佳。腹泻多发生在吃饭之后，拉的就是最近吃的食物。拉肚子时轻时重，反复发作，也没有明显诱因，这种"莫名其妙"的腹泻往往是脾虚造成的。

因为孩子脾虚，运化不好，所以吃完就会"原样"再拉出去。这样，营养物质不能被消化吸收，孩子的生长发育会受到很大影响，不但瘦弱，个头也矮，面色不好，智力也赶不上同龄人。

◉ 不让孩子吃寒凉食物

孩子的脾胃还没有发育完全，如果吃寒凉的食物就会导致脾胃虚弱，容易引起孩子腹胀、腹泻。

◉ 不要让孩子吃太饱

很多爸爸妈妈怕孩子吃不饱，一个劲儿地喂孩子，认为这样孩子才能吃够营养。实际上，这样很容易伤害孩子的脾胃。

◉ 注意肚子保暖

孩子的肚子和肠道没有脂肪的"保暖层"，所以很容易着凉，导致拉肚子。所以要注意让孩子的肚子保暖。一个有效的方法就是：晚上睡前给孩子揉肚脐（神阙）。中医认为，肚脐是邪气进入的通道，护好孩子的肚脐，邪气就难以侵入。

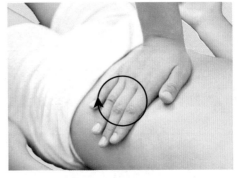

顺时针揉 36 圈，逆时针揉 36 圈，揉至孩子肚脐部位变暖即可

冷和热都会伤脾，导致腹泻

人体的整个消化过程都需要脾胃的正常运作，如果平时不注意小儿脾胃的养护，就很容易造成脾胃虚弱，饮食稍有不慎，就会生病。有的孩子表现为厌食，有的孩子则表现为腹泻。

◉ 无论感受风寒还是湿热，都会伤脾

临床上常见到这样的现象，同样是感冒，有些孩子只是打喷嚏、流鼻涕、咳嗽，但有些孩子却会拉肚子。这是因为，无论是感受风寒，还是感受湿热，邪毒都会侵犯脾胃，如果孩子本身脾胃就比较虚弱，就很容易使运化失常，导致腹泻。

◉ 风寒泻

由于外出玩耍或天气转凉没及时加衣等外因，导致腹部受凉，大便清稀、有泡沫或呈绿色。有的孩子还会有发热症状。

宜吃食材： 生姜、红糖、红枣。

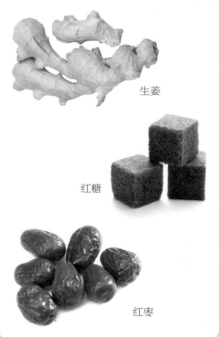

生姜

红糖

红枣

◉ 湿热泻

泄下急迫、大便臭，少数会有黏液便；肛门周围有红肿；食欲缺乏、唇干，有时还会有发热的症状。

宜选食疗方： 三豆饮

取赤小豆、绿豆、黑豆各10克，冰糖适量。将三种豆洗净，用水浸泡30~60分钟；将三种豆放入砂锅，加适量水，大火烧开后转小火煮至豆烂，加冰糖煮到化开即可。连豆带汤服用。

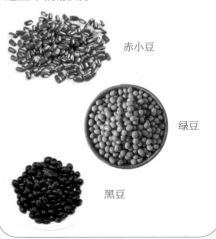

赤小豆

绿豆

黑豆

"水土不服"会导致腹泻

寒暑假的时候，很多父母会带孩子外出旅游。在旅游过程中，虽然孩子能够陶冶情操，但也有不少孩子会水土不服，出现腹泻。

● 孩子出远门，容易患上菌群失调症

每一个孩子和自然都是有联系的，孩子体内的细菌和生活的环境是一种平衡关系，而这种平衡，是在我们人体比较固定的生活和饮食环境中形成的。出远门时，生活环境和饮食结构常会发生变化，这时候体内的菌群，不管是种类、数量还是力量都会发生变化，总体来说就是失衡了，于是就会患上菌群失调症，就是人们经常说的"水土不服"。水土不服时，最常见的症状就是腹泻。

● 水土不服时，切忌滥用抗生素

孩子腹泻时，虽然抗生素能管用，可是抗生素就是用来对付细菌的，不管好的坏的都会被杀灭。如果用了抗生素，肠道内的有益菌也会被杀死，所以抗生素必须在医生指导下使用。

● 防止出远门闹肚子，让孩子喝点淡盐水

家长带孩子出远门，若怕孩子出现水土不服，可以使用一个小方子：在孩子刚到一个地方，没吃任何食物的时候，用白开水化点盐让孩子喝下去。另外腹泻期间，由于孩子肠道内的菌群不平衡，饮食上需要多注意，不要吃高蛋白、高脂肪等难以消化的食物，可以适当吃些瓜果蔬菜。还可以带孩子去空气新鲜的地方活动一下，孩子心情好，身体恢复就快。

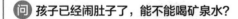

这些问题家长最关心

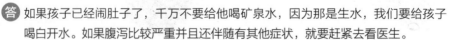

问 孩子已经闹肚子了，能不能喝矿泉水？

答 如果孩子已经闹肚子了，千万不要给他喝矿泉水，因为那是生水，我们要给孩子喝白开水。如果腹泻比较严重并且还伴随有其他症状，就要赶紧去看医生。

急性腹泻多由食物中毒引起

孩子闹肚子，有一种情况要特别引起注意，就是食物中毒。一说食物中毒，听起来就很严重。其实日常生活中发生过食物中毒的人还真不少。吃了被细菌污染的食物之后肚子疼，那就是一种食物中毒，只不过是较轻的。严重的食物中毒，会让人腹部绞痛、呕吐、腹泻，更严重的还能让人昏迷甚至死亡。

食物中毒的类型

一类是吃了被苍蝇叮咬过的食物或腐败变质的食物，里面的细菌让孩子恶心、呕吐、腹痛、腹泻，这种中毒是胃肠型的，夏天较为常见。

一类是毒素性的食物中毒，罪魁祸首也是细菌。但是，这种类型的中毒是由于细菌在食物上繁殖进而释放毒素引起的，比如剩饭、鱼肉、蛋类等被葡萄球菌污染。在室温下，也就是 20 摄氏度左右，放 5 小时以上，病菌就会大量繁殖，并且产生肠毒素，这种毒素耐热性很强，加热煮沸 30 分钟也不能将它们杀死。成年人对这种毒素的耐受力较强，可能没有明显表现，但孩子可能就会闹肚子。

还有一类食物会产生有毒的化合物让人中毒，比如毒蘑菇、发芽的土豆，或者没有煮熟、炒熟的扁豆等。

夏天和初秋，需要提防急性腹泻

如果孩子出现不明原因的急性腹泻，尤其是在夏天和初秋，那么家长可以想一下孩子近期有没有吃过不干净的食物。日常生活中要注意，腐败变质的食物坚决不能吃。

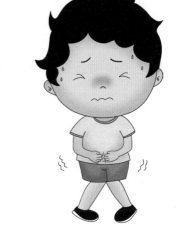

这些问题
家长最关心

问 **如果孩子不仅腹泻还呕吐，该怎么办？**

答 如果孩子不仅腹泻还呕吐，食物中毒的可能性就更大了。建议尽快带孩子去医院，可以把呕吐物也带上，方便化验。

注意！腹泻和痢疾的区别

◉ 腹泻只是一种症状，痢疾是一种疾病

腹泻只是一种症状，可能是由别的疾病引起的，比如急性肠胃炎、食物中毒等。但痢疾是一种疾病，它的表现之一就是腹泻。

虽然都是闹肚子，但两者侧重点不一样，腹泻主要是"泻"，"一泻千里"很畅快；而痢疾的谐音是"里急"，它主要是里面着急往外排，但外面似乎不着急，且出路不畅快。所以痢疾初期看起来和腹泻相似，但排便很快，虽然老想大便，每次却只能拉出来一点，或者带脓，或者带血，臭味较重。这就是中医说的"里急后重"。

腹泻与痢疾的严重程度不一样，所以孩子的精神状态也存在差异。普通的腹泻，虽然孩子也会哭闹，胃口也会变差，但总体来说精神状态是好的。可是得了痢疾的孩子，不仅会发烧，而且精神明显萎靡不振、很烦躁，甚至还会惊厥。

◉ 腹泻与痢疾的病因不同

腹泻的原因有很多，但痢疾一般都是由饮食不洁净引起的。吃了不干净的东西，再感受湿热、疫毒、寒湿等外邪，就容易气血瘀滞，出现痢疾。也就是说，痢疾是由"外感时行疫毒，内伤饮食而致"。

◉ 不管是腹泻还是痢疾，预防都比治疗更重要

孩子一闹痢疾，要不了几天就面黄肌瘦了。家长干着急也没办法，西医会给孩子用抗生素。但抗生素不能滥用，而且有可能让痢疾变成慢性的。所以建议大家选择中医调理，但最关键的还是要好好预防：一方面要注意饮食卫生，避免食用变质的食物或直接食用冰箱内冷的食品，饭前勤洗手；另一方面要避免感染外邪，养成良好的作息习惯，提高抵抗力。

TIPS

孩子出现腹泻，有一个很简单的食疗方——熬米油。

方法：小米 50 克洗净；砂锅中注入适量清水，烧开后将小米倒入锅内，煮沸后抹去上面的浮沫，继续用小火熬煮 30 分钟，关火再焖 15 分钟。将熬好的米油，给孩子饮用，可以健脾胃、助消化、改善腹泻。

风寒型腹泻止泻方——石榴皮红糖水

大家经常说的"肚子着凉闹肚子"，就是中医常说的风寒泻。也就是说，孩子肯定是受寒了。虽说冬天冷，容易受寒，但大家都知道多给孩子穿衣服，所以冬天孩子倒不容易肚子受凉，夏天才更容易出现风寒泻。尤其是夏天雨水较频繁，寒气和湿气一起侵袭人体，所以风寒泻大多是寒湿腹泻。

◉ 风寒泻的主要症状

通常来说，出现风寒泻的孩子大便清稀，中多泡沫，颜色也较淡，气味不太臭。孩子还会表现出肚子痛，还可能有肠鸣，胃口也不大好，舌苔通常是白腻的。许多风寒泻的孩子当外感风寒比较严重时，还会伴随一些感冒症状，比如怕冷、发热、头痛、肢体酸痛等。

◉ 石榴皮 + 红糖，祛寒止泻效果好

中医认为，石榴皮具有涩肠止泻的功效；红糖可以暖腹祛寒，止泻。红糖中含有大量的蔗糖，可以弥补因腹泻而流失的糖分。所以孩子寒泻，喝石榴皮红糖水是理想的选择。同时患儿应特别注意不能再受风寒，腹部及足心要加强保暖。

石榴皮红糖水 散寒利湿，止泻

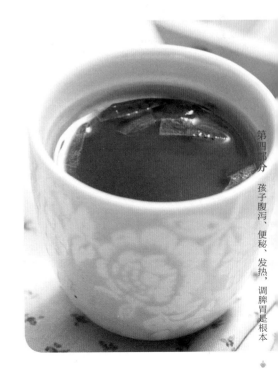

材料　石榴皮 2~3 克，红糖 3 克。

做法

① 将石榴皮、红糖放入锅中，加大约 100 毫升的水。

② 水烧开后用小火再煮 3 分钟即可。

用法　稍晾凉后给孩子喝，过 5 小时后再把剩下的喝完。

功效　温中散寒，暖胃，止寒泻。

湿热型腹泻止泻方——陈皮红枣饮

　　湿热型腹泻是孩子腹泻很常见的类型，夏秋之交最常见，它其实与脾虚有关。一般来说，患湿热型腹泻的孩子，大都平时脾胃虚弱，然后外感湿热，内伤食滞，湿热在手阳明大肠经壅滞，才会出现腹泻。

● 湿热泻的病因和常见症状

　　小儿湿热泻，是由于大肠的传导功能失职，腑气不通，不通则痛，所以孩子时常会肚子痛。孩子腹痛后就有便意，但是常解完大便后疼痛也不能缓解。同时大便黏腻，气味也很臭。孩子还会感觉肚子发胀，口渴，食欲不佳，浑身疲乏，烦躁不安。这种腹泻跟其他类型的腹泻相比还有一个明显的区别，就是孩子会感到肛门灼热。这种类型的腹泻，需要清热、利湿、止泻。

陈皮红枣饮 健脾止泻

材料　红枣 20 克，陈皮 10 克。

做法

❶ 铁锅内放上红枣，炒至微焦。

❷ 加入洗净的陈皮，倒入适量水煎 15 分钟。

用法　趁温热当茶喝。

功效　凡是脾胃虚弱、食欲缺乏、疲乏无力、大便稀溏等症状，都可以用红枣来调理。陈皮可以健脾燥湿、降逆止呕，跟红枣合用，可以较好地调理食欲缺乏等症状。

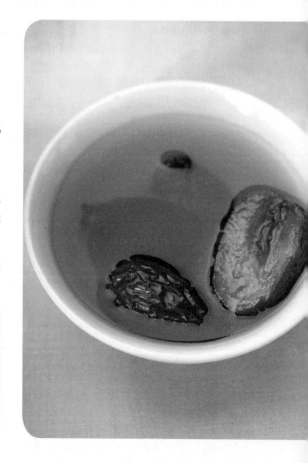

TIPS

　　食疗的同时，家长要注意不给孩子吃肥甘、厚腻、辛辣的食物，应尽量吃得清淡，可以选择菜汁、果汁、蛋汤、稀粥等流食。

伤食型腹泻止泻方——苹果汤

每当节假日过后，伤食泻的孩子就会很多。为什么孩子会伤食泻呢？简单来说，就是吃得太多，吃伤了。《丹溪心法·泄泻》："伤食泻，因饮食过多，有伤脾气，遂成泄泻。"

● 伤食型腹泻的症状

伤食型腹泻的孩子，闹肚子的同时常伴随消化不良。他们往往会觉得腹胀，胃口不好，不想吃东西，还有口臭。"腹痛则泻，泻后痛减"：因为腹泻前会肚子痛，所以孩子可能会哭闹不安；解完大便之后，腹痛会减轻，孩子就不再哭闹了。孩子的大便酸臭黏腻，如果是婴儿，大便中还可以看到没消化的奶块。这种类型的腹泻，调理时要注意消食和中。苹果有益脾止泻的功效，可调理伤食引起的腹泻。酸甜可口的苹果具有收敛的作用，能够止泻。但治疗腹泻的时候可别"吃反了"，新鲜苹果有通便的作用，而有良好止泻作用的应是煮熟的苹果。腹泻时，可每隔几个小时吃个煮熟的苹果，以软化纤维素，缓解肠道蠕动。

苹果汤 益脾止泻

材料 苹果1个，食盐少许。

做法

① 将苹果洗净，去核，切碎。

② 锅内加250毫升水和少许盐，下苹果碎，煎成汤当茶喝。

用法 趁温热喝。

功效 通便止泻。

> TIPS
>
> 超过1岁的孩子，可以直接吃苹果泥。将一个苹果洗净去皮，然后用刮子或汤匙慢慢刮成泥状即可。现在许多家庭有榨汁机或料理机，可以直接放进去打碎给孩子吃。具有通便、止泻的功效。

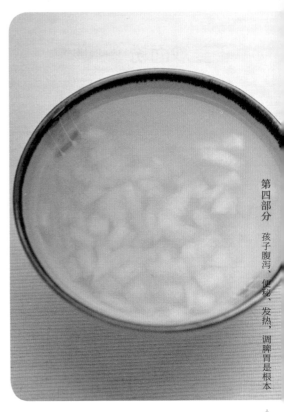

第四部分 孩子腹泻、便秘、发热，调脾胃是根本

干姜炒面粉敷肚脐，寒泻虚泻都能治

拉肚子是孩子最常见的病症之一，医学上称为"小儿腹泻"。其根本原因还是脾胃功能不完善。

◉ 孩子脾胃功能弱，伤食、受寒都会腹泻

孩子的身体很稚嫩，需要精心呵护，既不能一个劲儿地喂养，又不能让孩子脾胃受寒。现在，许多家长生怕孩子吃不好，总给孩子吃高蛋白的食物。孩子本身脾胃功能就弱，一旦吃的东西不消化，就会经常拉肚子。另外，秋冬两季若不注意给孩子腹部保暖，寒邪就会趁机侵入孩子体内，脾胃一受凉就容易拉肚子。孩子平时吃生冷食物或受凉后出现腹泻，或者平时吃饭食欲差、面色黄、消瘦，都可以用干姜炒面粉敷肚脐来调理。

干姜炒面粉 温中止泻

材料 面粉 50 克，干姜粉 10 克。

做法

① 将面粉放在炒锅里炒黄炒焦，再将干姜粉混到一起炒一下。

② 将炒好的面粉，用一块棉布包好，敷在孩子肚脐上，大约 2 小时，一般能止泻（注意不要烫伤孩子）。

功效 健脾暖胃，止腹泻。

TIPS

孩子皮肤娇嫩，千万不要用胶布，以免弄破孩子的皮肤，最好的选择是棉布。

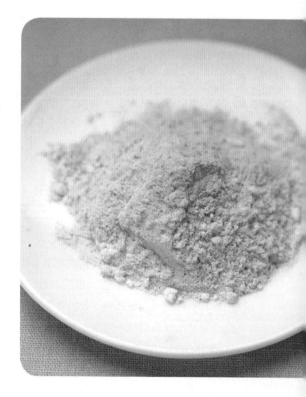

孩子经常腹泻，用推拿法一推就好

小儿腹泻通常是脾胃功能失调导致的，四季皆可发生，夏秋季较多见。慢性腹泻往往会导致营养不良、生长发育迟缓等。中医认为，孩子脾胃虚弱、喂养不当、食用生冷不洁的食物或外感风寒等，都会导致脾胃运化失调，引起腹泻。

李大夫医案

摩腹、揉肚脐、推上七节骨，治疗孩子腹泻见效快

有个3岁的小男孩，夏天和爸爸妈妈一样会在空调房里待很久。有一天晚上洗完澡，小家伙说肚子疼，紧接着放了一个臭屁，就直接拉肚子了。我判断，男孩是因为吹空调肚子受了凉，引起消化不良才拉肚子的。我给孩子摩腹3分钟，揉肚脐2分钟，推上七节骨100次。孩子的肚子不疼了，腹泻也得到了控制。

◉ 摩腹可健脾胃、助消化

精准定位： 整个腹部。

推拿方法： 家长以右手除拇指外的其余四指逆时针推拿孩子腹部3分钟。

推拿功效： 中医认为，腹部是气血生化之源。虽然摩腹法作用于局部，但可以通过健脾助运达到健脾胃、助消化的作用，有效控制孩子腹泻的症状。

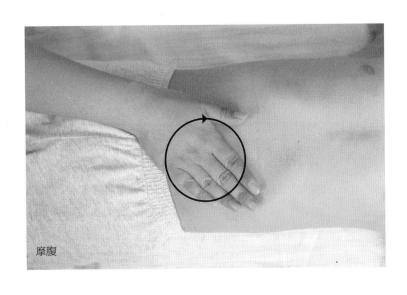

摩腹

第四部分 孩子腹泻、便秘、发热，调脾胃是根本

◉

77

◉ 揉肚脐——温阳散寒、暖腹

精准定位： 肚脐中心。

推拿方法： 除拇指外，将其余四指并拢放在孩子脐部，按揉脐部 1 ~ 3 分钟。

推拿功效： 可温阳散寒、补益气血、健脾和胃、消食导滞，治疗孩子腹泻。

◉ 推上七节骨——温阳止泻

精准定位： 第四腰椎至尾骨端（长强）成一直线。

推拿方法： 用拇指桡侧面或食指、中指两指自下而上直推七节骨 50 ~ 100 次。

推拿功效： 可温补阳气，止腹泻。

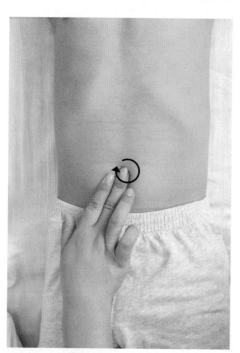 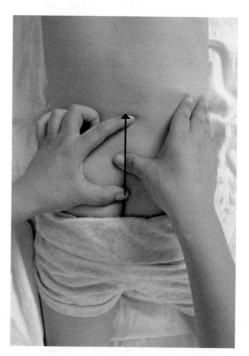

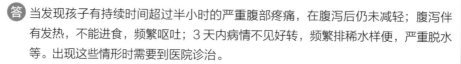

这些问题
家长最关心

问 孩子发生什么样的腹泻时需要到医院治疗？

答 当发现孩子有持续时间超过半小时的严重腹部疼痛，在腹泻后仍未减轻；腹泻伴有发热，不能进食，频繁呕吐；3 天内病情不见好转，频繁排稀水样便，严重脱水等。出现这些情形时需要到医院诊治。

口服补液盐，防止孩子腹泻脱水

孩子腹泻上医院，医生经常会开口服补液盐，这是因为腹泻很容易让孩子脱水。如果脱水严重，会使孩子虚脱，甚至引发生命危险。

● 孩子脱水比较严重的表现

如果孩子的嘴巴发干、嘴唇干裂、小便量少且暗黄、哭的时候没有眼泪，这说明脱水已经比较严重，需要赶紧补水。

有人会问，脱水了，直接给孩子喝白开水补水行吗？还真不行。人体脱水时丢失的不仅是水分，还包括各种无机盐，尤其是钾和钠，而白开水里面这些成分很少。而且，孩子生病后本来胃口就不好，喝太多水会影响食欲。所以，服用口服补液盐是有必要的，它含有适当比例的葡萄糖、氯化钾和氯化钠等，可以帮孩子补充丢失的电解质，是世界卫生组织推荐的治疗小儿腹泻脱水的好方法，安全有效。

大家在医院可以拿到处方的口服补液盐，它通常是白色粉末，要照医生嘱咐，按说明书上的比例加水服用。注意，不要往口服补液盐中再加糖，也不要把口服补液盐加入牛奶、果汁或菜汁中，一定要用温热的白开水调和服用。

● 自制口服补液盐，治疗腹泻效果佳

如果孩子不喜欢喝医院开的口服补液盐，喂起来费劲，怎么办呢？家长可以在家配制它的替代品，口感可能好一点，简单方便同样有效。

一种是加盐米汤，一般比例是 500 毫升米汤加 2 克盐，搅匀后给孩子喝；另一种是糖盐水，取 500 毫升温热的白开水，加 2 克盐、10 克白糖，搅匀后给孩子喝。

这些问题
家长最关心

(问) **孩子出现腹泻症状，家长可以自制口服补液盐给孩子喝吗？**

(答) 孩子出现腹泻的症状后，家长可以立即自制口服补液盐给孩子喝一点，千万不要坐等到脱水时才想办法。还要提醒大家，与其等孩子脱水之后再补救，不如一开始腹泻的时候就预防。

腹泻要禁食吗

孩子腹泻的时候该吃些什么，是令许多家长都头痛的一件事情。"孩子闹肚子要禁食"是许多家长的认知误区，尤其是老一辈人，这种观念更严重。

◉ 孩子腹泻，禁食有害无益

有不少家长认为，腹泻的时候就应该让孩子断食调理，认为孩子饿一阵子就不会腹泻了，孩子禁食，是为了让胃肠道休息。但这样的认识是不科学的。因为即使孩子不吃不喝，胃也还是会分泌胃酸，肠道也会分泌肠液。在饥饿状态下，肠胃的蠕动反而会更快，使腹泻加重。而且孩子本来身体就不适，不给他吃东西补充营养，身体怎么对抗细菌病毒呢？所以，饿着孩子是有害无益的。

但是，有些情况还是需要短时间禁食的。如果孩子腹泻伴有呕吐，越吃越吐，这时可先不吃东西，让肠胃休息一下，一般禁食不超过4小时。

◉ 孩子闹肚子，吃些什么养肠胃

孩子闹肚子时消化功能不太好，但并不是完全罢工，只是吸收的营养相对少一点。所以只要孩子愿意吃，家长就要给他吃。孩子闹肚子时，大便次数较多，大便较稀，会损耗许多水分。这时孩子的消化功能不太好，所以适合给孩子吃的食物是营养丰富、好消化的流质或半流质食物，比如米粥和煮得烂一点的面条等。

焦米汤 调理小儿腹泻

材料 米粉200克，白砂糖适量。

做法
将米粉炒至焦黄，加适量水和白砂糖，煮沸呈稀糊状。

用法 喝下即可。

功效 止腹泻，易消化。

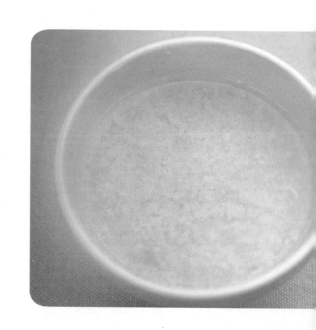

腹泻时不宜盲目给孩子进补

我经常对家长们说：孩子腹泻时，最好吃清淡好消化、有营养的食物。可是，总有一些家长认为吃有营养的东西，就是要给孩子进补。

孩子腹泻，不宜吃高蛋白、高脂肪食物

有一个5岁的孩子腹泻，经过诊断后，我对孩子的妈妈说："这几天给孩子吃点清淡、营养、好消化的食物。"结果，回家她就给孩子熬鱼汤喝，从而导致腹泻更为严重。鱼汤是归于补品一类的，它有营养，对人体有补益作用，孩子闹肚子时的确需要营养，可是鱼汤不容易消化，所以孩子闹肚子时不能喝，鸡汤也不能喝。

许多家长看孩子生病了，就给他喝一些鱼汤、鸡汤，觉得补汤不是大鱼大肉，比较清淡好消化。其实不然，鱼汤、鸡汤的营养较丰富，不容易消化，所以不利于肠道的修复。

◉ 孩子腹泻时，喝鱼汤、鸡汤有什么害处

喝了鱼汤、鸡汤后，身体里的蛋白质合成明显增多，而人体合成蛋白质需要钾。为了合成蛋白质，大量的钾进入细胞，而为了维持平衡，也会有大量钠随之进入细胞和血液中，可能会出现高钠血症。所以，孩子闹肚子时不宜喝鱼汤和鸡汤。

◉ 孩子腹泻初愈，也不适宜进补

即使孩子已经不再拉肚子了，家长也别忙着给孩子进补。孩子掉的体重很快就会长回来，不急于在这一两天。孩子病刚好的时候，肠胃功能还没完全恢复，饮食仍然要清淡，既不能吃得太好，又不能吃得太多。如果孩子腹泻刚好，就吃大鱼大肉，很可能会导致反复腹泻。一般来说，看到孩子不再拉肚子，随后三五天还是要少吃高蛋白、高脂肪的食物。差不多一周后，饮食可恢复正常。

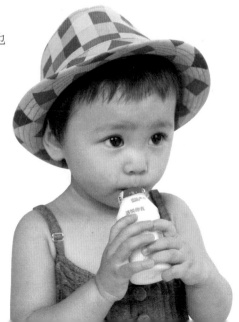

第四部分　孩子腹泻、便秘、发热，调脾胃是根本

脾胃运化不畅，
孩子容易便秘

孩子便秘多是脾虚和燥热造成的

随着生活水平的不断提高，饮食越来越精细，孩子便秘越来越常见。其实，孩子便秘，通常是由脾胃功能不好、饮食不当等引起的。

燥热造成的便秘，与吃的关系很密切。许多孩子不爱吃蔬菜，就爱吃肉，还有的孩子喜欢吃薯片、西式快餐这些香燥食品。这些食品容易导致胃肠积热，肠热就会吸收粪便中的水分，使粪便干结，不容易排出。

有的孩子吃了不少蔬菜、水果，也不喜欢吃零食，怎么还会便秘呢？这多半是脾虚导致的。孩子脾虚，运化功能失常，没力气推动肠道运行，就会导致粪便在体内停留，无法正常排出体外。另外，"肺与大肠相表里"，孩子肺虚，肺失肃降也会影响大肠传导功能，引起便秘。

● 实秘和虚秘的区别

病名	病因	表现症状	调理方法
实秘	饮食不当、胃肠燥热	大便干结，如羊粪状，排便吃力；伴腹胀、烦躁、口臭、尿黄、舌苔黄	泻热导滞，通便
虚秘	脾肺虚弱	大便不干，但排出困难；伴面色苍白、消瘦、神疲乏力、舌苔白	益气养血、润肠通便

● 小儿便秘饮食三注意

1. 多喝水。有助于保持肠道内水分充足，可软化粪便。

2. 多吃能促进肠蠕动、软化粪便的食物。这类食物包括富含膳食纤维的食物，如各种绿叶菜、水果等；富含 B 族维生素的食物，如粗粮、豆类及豆制品等。不要吃辛辣刺激、油炸烧烤食物，也不要吃膨化食品。

3. 适当增加脂肪的摄入。脂肪有润滑肠道的作用，利于排便。

家长这样做，孩子不便秘

如果家长能够懂得一些医学常识，给孩子合理的喂养以养护好脾胃，并指导孩子养成良好的生活习惯，小儿便秘是可以避免的。

◉ 饮食调理，养好脾胃

1 岁以下的婴儿，脾胃功能发育不全，肠蠕动缓慢，容易便秘。如果孩子出现便秘症状，妈妈可将奶粉冲稀些，同时适当增加糖量。当孩子 4~6 个月需要添加辅食时，也可以吃一些果泥、菜泥，或萝卜粥、菜粥，以增加肠道内的纤维素，促进胃肠蠕动，通畅排便。

1 岁以上的孩子，有一定的咀嚼能力，消化能力也逐渐增强了，家长可让孩子多吃点新鲜蔬菜、水果和粗粮，如橘子、香蕉、白菜、韭菜、燕麦、玉米等，以增加肠道内的纤维素，促进胃肠蠕动，起到润肠、防便秘的作用。

◉ 帮助孩子养成良好的排便习惯

一般来说，孩子 1 岁半之后，家长就能够有意识地培养他的排便习惯了。一般宜选择在进食后让孩子排便，例如家长可以把早餐后 1 小时作为孩子固定的排便时间。开始时，家长可以陪伴孩子排便，每次 10 分钟左右，渐渐帮助孩子养成定时如厕的习惯。另外，还要注意室内温度及便盆的舒适度，以免使孩子对坐盆产生厌烦或不适感。

◉ 保证孩子的活动量

孩子缺乏运动也容易导致便秘。因此，家长要保证孩子每天有一定的活动量。对于不能独立行走、爬行的孩子，家长要多抱抱孩子，或多给孩子揉小肚子。孩子会走会跑之后，家长可以引导孩子多做些散步、跑步之类的有氧运动。

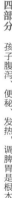

第四部分　孩子腹泻、便秘、发热，调脾胃是根本　◉

83

便秘的孩子适当多吃些润肠食物

时常便秘的孩子，平时可适当吃一些润肠清火的食物，可以起到防治便秘的作用。

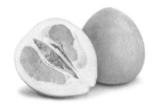

◉ 柚子

性寒，味微酸，除能清热外，还能理气化痰、润肺清肠，对于上火便秘的孩子很适宜。

◉ 荸荠

性寒，味甘，具有清热解毒、利尿通便、消食除胀的功效，对预防和缓解孩子口舌生疮、便干尿黄等效果显著。

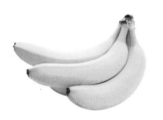

◉ 香蕉

性寒，味甘，可益胃生津、养阴润肺、滑肠通便，对预防和缓解孩子便秘有良效。注意选用自然熟透的香蕉。

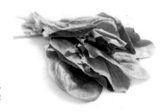

◉ 菠菜

性凉，味甘，具有滋阴润燥、舒肝养血的作用，而且菠菜利肠胃，有助于人体排毒，能够有效预防孩子积食、便秘等。

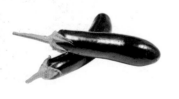

◉ 茄子

性寒凉，味甘，可以清热解毒，给易便秘的孩子食用时不要用油烧的方法烹饪，可以采用清蒸的方法。

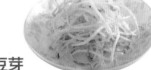

◉ 绿豆芽

性寒，味甘，具有清热解毒、利尿通便的作用，适合湿热郁滞、口干口渴、便秘的孩子食用。

夏季巧吃肉，孩子既补充营养又不便秘

一提起吃肉，许多家长会犯难。夏天多湿多热，孩子容易食欲不佳、上火便秘。夏天吃肉会上火，那孩子夏天究竟该不该吃肉呢？怎样吃才算合理呢？其实，无论是西医还是中医，都认为夏天要进食适量肉类。因为夏季气温高，出汗多，仅靠谷物、瓜果与蔬菜等清淡食物，难以满足孩子身体对维生素和矿物质等的需求，而肉食恰恰富含这些养分。同时，夏天应该有讲究地吃肉。不能一味"大鱼大肉"，而是应该"小鱼小肉"——吃的量要少，制作要精细，可做成肉末、肉丝、肉片等，相较于肉块更容易消化。

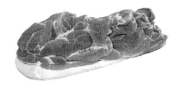

◉ 猪肉

性平，具有滋阴润燥、益气的作用，各种体质的孩子都能吃，但相对更适合消瘦的孩子，较胖的孩子要适当控制。

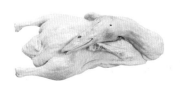

◉ 鸭肉

性凉，具有健脾益气、滋阴养胃、利水消肿的功效。最好选用比较瘦的水鸭，一来油少，二来利水化湿的作用更强。

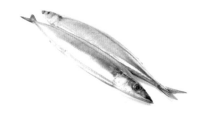

◉ 鱼肉

性寒，夏季可做成粥，鱼肉粥是一道简单而美味的开胃品，在炎热的夏季给孩子食用，既有利于孩子消化，又能为孩子补充营养。

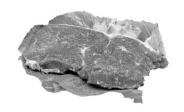

◉ 牛肉

性平，具有补脾胃、强筋骨、益气力的作用，孩子夏天吃些牛肉可以补气。

孩子因积食引起的便秘可服用保和丸

积食对孩子的身体危害很大，可以说是孩子生病的第一张"多米诺骨牌"，当第一张牌要倒了，那给孩子带来的危害可想而知，便秘就是其中之一：喂养不当→脾胃虚弱→脾虚运化不及→积滞肠腑→积久化热→热结肠道→便秘。

● 积食便秘的症状

积食便秘的孩子除大便秘结、排便困难外，还会有腹胀的感觉，家长用手敲一下孩子的肚子，就像敲小鼓一样蹦蹦响。孩子也不想吃饭，甚至还会恶心呕吐，手心是热的，小便少还发黄。如果家长发现孩子有这些症状，就说明孩子是积食导致的便秘，调理时应消食导滞、清热利湿，这时只要吃点保和丸即可。

● 保和丸，消食导滞效果好

保和丸是一种比较便宜的消食导滞药，兼有清热作用，适合饮食过度或消化功能不好造成的积食、便秘等。这个方子的组成是这样的：

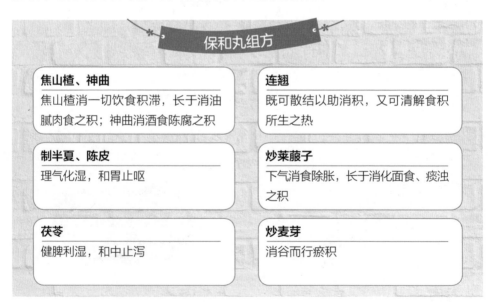

保和丸组方

焦山楂、神曲	连翘
焦山楂消一切饮食积滞，长于消油腻肉食之积；神曲消酒食陈腐之积	既可散结以助消积，又可清解食积所生之热
制半夏、陈皮	炒莱菔子
理气化湿，和胃止呕	下气消食除胀，长于消化面食、痰浊之积
茯苓	炒麦芽
健脾利湿，和中止泻	消谷而行瘀积

虽然全方只有8味药，但配伍巧妙，而且药力比较缓和，小孩子也能吃。建议家长在孩子便秘时按照药品说明书的提示给孩子服用，当便秘症状减轻后就不要再吃了。

西瓜汁，滋阴降火缓解便秘

造成孩子便秘的原因一般是饮食不当，以致胃肠燥热，或者大病之后，体质虚弱，影响大肠传导引起的。调理胃肠燥热引起的便秘，给孩子喝西瓜汁效果较好。

◉ 胃肠燥热的表现

大便干结，排出困难，即使勉强排出，大便也像羊屎蛋；孩子伴有烦躁、口臭、脸红、身体发热、肚子胀痛、胃口差、口干、嘴唇干燥、小便少且颜色黄等症状。

◉ 西瓜汁，清热去火

胃肠燥热引起的便秘，宜食用清热去火功效的食物。对于 1 岁以上的孩子可以将蜂蜜水和甘蔗汁混合成饮料，每天早晚喝。甘蔗有滋补清热的作用，而蜂蜜又有清热、补中和润燥的功效，所以蜂蜜甘蔗汁适合调理实火上升型便秘。如果暂时找不到甘蔗汁，可以用西瓜汁代替，一样能清热、降火气。

西瓜汁 `清热去火`

材料 西瓜 250 克，蜂蜜适量。

做法

① 西瓜去皮，去籽，切小块。

② 将西瓜块放入果汁机中搅打成汁，打好后倒出，调入蜂蜜即可。

用法 每次饮用 30~50 毫升。

功效 西瓜含有维生素C、钾、番茄红素等物质，能清热解毒、利尿通便、生津止渴。

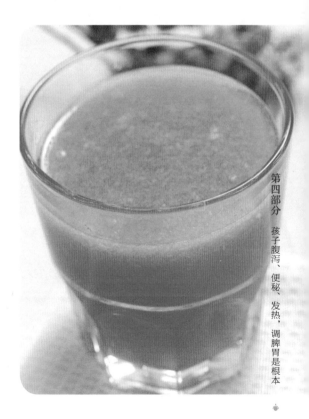

西瓜汁性寒，空腹饮用对肠胃不利。

第四部分 孩子腹泻、便秘、发热，调脾胃是根本

87

菠菜猪血汤，利肠胃通便畅

如果孩子常表现为大便秘结或者不干燥，常有排便的感觉，但用力也很难将它们排出来，并且还伴有排便时间长、脸色差、精神疲倦、乏力和舌头颜色淡等症状，可给孩子做菠菜猪血汤吃。

◕ 健脾胃、促进通便，选菠菜猪血汤

菠菜可滋阴润燥，保护脾胃，常吃可预防孩子出现便秘、便干等情况；猪血有解毒清肠的作用，能够促进肠道蠕动，排出多余的粪便，从而达到排毒的功效。所以，菠菜猪血汤对于调理孩子便干、便秘有很好的功效。

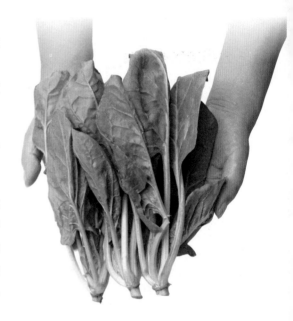

菠菜猪血汤 滋阴润燥，通便

材料 猪血、菠菜各 200 克。

调料 盐 2 克，姜片 8 克，葱花适量。

做法

① 菠菜洗净，焯水后切段；猪血洗净后切块。

② 锅内放植物油烧热，炒香姜片、葱花，放适量开水、猪血块煮沸，加菠菜段稍煮，加盐调味即可。

用法 佐餐饮用，一周饮用 2~3 次。

功效 润燥，排毒，通便。

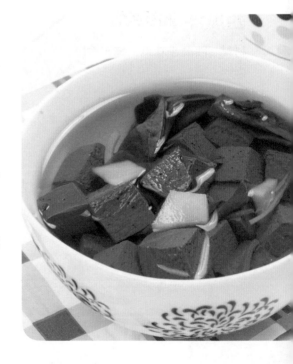

鲜笋拌芹菜，清热润肠缓解便秘

对于孩子因饮食不当、胃肠燥热引起的便秘，调理应以泻热通便为主。平时给孩子吃一些具有清热润肠效果的食物，有助于缓解便秘。

◉ 鲜笋搭配芹菜，绿色食物解便秘

竹笋一年四季都有，但唯有春笋、冬笋味道最佳。立春后采挖的笋，因其笋体肥大、洁白如玉、肉质鲜嫩、美味可口被称为"菜王"。烹调时不论是凉拌、煎炒还是熬汤，都清香鲜嫩。鲜笋性寒，味甘，归大肠、肺、胃经，可清热化痰、和中润肠、缓解便秘。芹菜性凉，味甘、辛，归肝、胃、膀胱经，芹菜含有大量的膳食纤维，可刺激肠胃蠕动，促进排便，有清肠的作用。若有些小孩不喜欢吃芹菜，可将芹菜煮熟或焯水后榨汁（加少许芹菜叶）给孩子喝下。

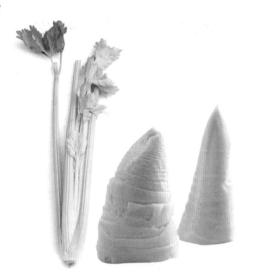

鲜笋拌芹菜 `缓解便秘`

材料　鲜竹笋、芹菜各 100 克，香油 5 克，盐 3 克。

做法

① 鲜竹笋洗净，焯水，切片，煮熟；芹菜择洗干净，切段，焯水后煮至软烂。

② 竹笋与芹菜混合，加入香油、盐拌匀即可。

用法　佐餐食用。

功效　泻热导滞、润肠通便，适用于实秘。

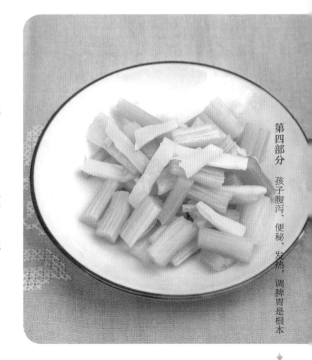

用通便散敷神阙可治小儿实证便秘

许多家长对小儿便秘重视不够，一看孩子便秘了，就用开塞露等药物给孩子通便。虽然暂时缓解了便秘，但长期使用这类药物会破坏人体的正常排泄功能，因此不能常用。

● 通便散：清热泻火、消食除胀

如果孩子经常有实热便秘怎么办呢？家长可以用中药穴位贴敷的方法，简便易行，效果好，孩子接受程度高。通便散就是一种常用的贴敷方子，方子中用大黄、芒硝、芦荟和炒莱菔子配伍，其中大黄、芒硝、芦荟都是清泻实火的药物，炒莱菔子性味甘平，其气味较柔和，没有偏胜的弊端，给实证便秘的孩子使用，消食除胀的作用很好。在使用通便散时，要注意让孩子清淡饮食，多吃绿叶蔬菜，促进肠胃蠕动。

● 通便散

材料 大黄 50 克，芒硝 30 克，芦荟 50 克，炒莱菔子 20 克。

制作 将以上四味药研成粉末，装瓶备用。

选穴 神阙（肚脐眼）。

操作 取研好的药粉 2 克，用香油调和成膏，敷在神阙上，以医用通气胶带覆盖固定。

用法 每次敷 8~12 小时，每日 1 次，5 天为 1 个疗程。

功效 清热泻火，润燥软坚，消食除胀降气，可以有效清除肠道积滞，改善便秘症状。

TIPS

这个方法虽然疗效较好，但因为方中大黄、芒硝、芦荟都是苦寒之物，用多了会损害孩子的脾胃功能，所以当便秘症状改善后，就不宜再使用了。

捏捏小手、揉揉肚子，就能改善便秘

　　由于小儿的脾胃功能本来比较虚弱，很容易遭受外邪侵袭。外邪积结于脾胃，就会影响胃肠的蠕动功能，时间长了就会便秘。帮孩子调理便秘，推拿是简单有效的方法。

◉ 补脾经

　　精准定位： 拇指末节螺纹面。

　　推拿方法： 用拇指指腹顺时针旋推孩子的脾经 100 ~ 300 次。

　　推拿功效： 能健脾益胃，使孩子脾胃调和，排便顺畅。

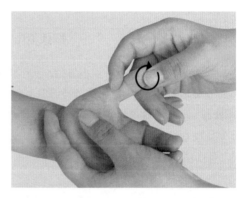

◉ 清大肠

　　精准定位： 食指桡侧缘，从食指端到虎口的一条纵向连线。

　　推拿方法： 用拇指从孩子虎口直推向食指尖 100 ~ 300 次。

　　推拿功效： 能清利肠腑，辅助治疗便秘。

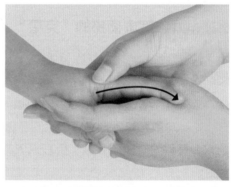

◉ 揉中脘穴

　　精准定位： 肚脐上 4 寸。

　　推拿方法： 用食指、中指螺纹面揉中脘穴 100 次。

　　推拿功效： 可健脾和胃，缓解便秘，促进消化。

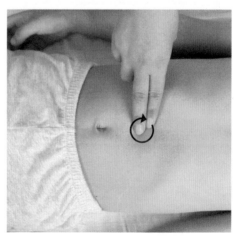

揉龟尾，止泻通便双向调节

孩子的身体上有一个"神奇"的龟尾穴，它对脾胃有双向调理作用。中医认为，揉龟尾穴能通调督脉之经气，有调理大肠的功能，对止泻、通便有一定效果。

李大夫
医案

按揉龟尾穴，补虚通便

我曾接触过一个 6 岁小男孩，从小就便秘，用过不少方法调理，但效果一直不理想。我看孩子很瘦弱，脸色有点黄，头发也很稀疏，这都是脾胃虚弱的一些特征。经过诊断，我得知孩子的便秘是脾胃气虚引起的。我就将按揉龟尾穴的方法告诉孩子的妈妈，让她回去坚持给孩子推拿。后来，大概坚持了 1 个月时间，孩子就慢慢好了。又坚持巩固了一段时间后，孩子就很少出现便秘了。

◉ 揉龟尾，脾虚便秘的"克星"

精准定位： 龟尾穴又称长强穴，位于尾骨端，是督脉上的起始穴位。

推拿方法： 让孩子趴在床上或大人腿上，双腿稍微分开，用食指或拇指端按揉。每天揉 1 ~ 3 分钟，100 ~ 300 遍，就能够很好地调理便秘。

推拿功效： 督脉是主管阳气的经脉，号称"诸阳之会"。所以，作为督脉的起始穴，龟尾穴有通调督脉、生发阳气的作用，对于脾胃虚弱导致的便秘调理效果很好。

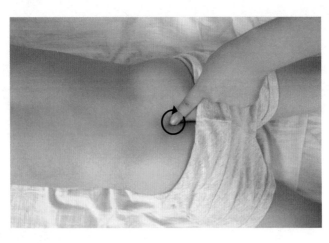

三味药敷脚心，调理实火便秘

与大人相比，生命力旺盛的孩子更容易"上火"。中医认为，儿童属"纯阳之体"，生命力旺盛，新陈代谢、生长发育迅速，容易出现阴阳失衡，阳盛火旺则会上火。上火不仅发生在干燥的秋冬季，每逢换季或者炎热的夏季也是孩子上火的高发期。孩子上火了，就容易引发便秘。

◉ 实火便秘：黄连、吴茱萸、大黄贴脚心

如果孩子便秘，伴有尿黄、尿少、大便干结、舌尖红等症状，这就是实火。实火就需要用一些清热泻火的药物。大黄对实热引起的便秘、咽喉肿痛有很好的治疗作用。另外两味中药黄连和吴茱萸，它们时常搭配一起使用，这两味药，一寒一热，对于实热，常按照 6 : 1 的比例搭配，一主一辅。用这三味中药搭配在一起给孩子敷脚心则能调理实火便秘。

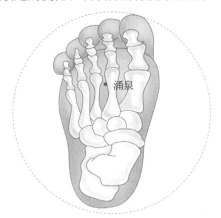

涌泉

取黄连 18 克，吴茱萸 3 克，大黄 5克，共捣为末，敷在脚心涌泉穴部位，每天晚上敷，次日再去除，每日 1 次，症状减轻后即可逐渐减少用量，直到完全恢复健康。

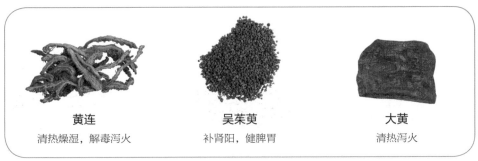

黄连	吴茱萸	大黄
清热燥湿，解毒泻火	补肾阳，健脾胃	清热泻火

◉ 孩子上火，切忌滥用去火药物

在孩子上火期间，父母一定要让孩子多喝水，少食多餐，尽量通过饮食来调理，而不是滥用去火的药物。如果要用药，也一定要分清是实火还是虚火，脾胃虚寒的孩子过度用泻火的药物，不但不能消火，反而会使孩子的脾胃功能紊乱。所以，家长在给孩子用药时要慎重。

孩子便秘引起肛裂怎么办

小儿肛裂一般是由长期便秘引起的，其症状以疼痛、便血为主，会给小儿排便带来极大痛苦。长期肛裂还会造成小儿因恐惧排便而不敢进食，导致营养不良，影响其生长发育。如果发展成陈旧性肛裂，还需手术治疗。所以，对于小儿肛裂，一旦发现，应及早治疗。

外敷蛋黄油

材料　鸡蛋 10 个。

做法

① 将 10 个鸡蛋煮熟，去壳和蛋清。

② 将蛋黄放入锅内，中火持续翻炒。约 15 分钟后，蛋黄炭化变黑。继续煎炒 5 分钟，即可出现黑褐色浓稠蛋黄油。

用法　去渣留油，每日便后清洁肛门，用棉签将蛋黄油涂于肛门裂口处。每日两次，连用 10 天。

功效　蛋黄油具有生肌润燥的作用，可促进创面愈合。

内饮槐菊饮

材料　槐米 10 克，菊花 10 克，槐花蜜适量。

做法

将槐米、菊花用清水洗去浮尘，加开水 500 毫升冲泡。

用法　饮用时加槐花蜜少许，一日数次，当茶频饮。

功效　槐米清热通便，凉血止血；菊花能疏风泻火。二药以槐花蜜为引，不仅增加了其泻火润肠通便的功效，还因其味甘甜易于被孩子接受。

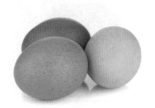

鸡蛋

取蛋黄制成蛋黄油，可生肌润燥，促进创面愈合

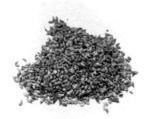

槐米

凉血止血，清肝泻火，降火败毒

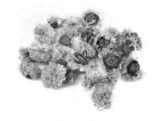

菊花

疏散风热，平肝解毒

孩子发热，
从脾胃调理去病根

孩子为什么会发热

发热是孩子患病时常见的症状之一，也是最常见的急诊与住院原因。想要给孩子更科学周到的照顾，正确认识发热是父母们育儿课堂的必修课之一。

◉ 孩子发热多是肺系疾病引起的

中医认为，引起孩子发热的原因可分为两大类，即外感发热和内伤发热。对应西医的说法，应该就是感染性发热和非感染性发热。

引起外感发热的疾病，如感冒、扁桃体炎、支气管炎、肺炎等，绝大多数都在肺系。这是因为邪气无论从口鼻还是皮肤、毛孔侵入，都会郁闭肺气，孩子的肺脏尤其娇嫩，肺气更容易郁闭，这时人体的正气会奋起反抗。肺气郁闭会引起发热，正邪相争也会引起发热，这是实证，在很短的时间内体温就能升得很高。

对于这种外感发热，在临床上，除了积极处理原发病，还要指导家长正确为孩子降温，防止惊风、抽搐以外，一般会开一些宣肺的药，使郁闭的肺气宣散，这样，往往体温能很快降下来。

◉ 脾虚积食是孩子发热的重要原因

有时候，家长会说自己的孩子无缘无故就发热了。其实，哪有没原因就生病的呢。家长所谓的"无缘无故"，是指孩子并没有明显的打喷嚏、流鼻涕、咳嗽等感冒症状，而以发热为突出表现。这种没有明显外感致病因素的孩子，多半属于内伤发热。

引起内伤发热的原因有哪些呢？总结起来大概有饮食积滞、情志不遂、肝气郁结等，但小孩哪有那么多情志不

这些问题家长最关心

问 孩子发热初期有哪些容易被家长忽略的小征兆？

答 怕冷是发热前期的一种表现，测量体温时可能还不到 38 摄氏度，但此时孩子会出现皮肤苍白、手脚发凉、无汗、畏寒、肌肉酸痛、无力等症状。另外，若孩子脸部潮红、嘴唇干燥、打喷嚏、流鼻涕、没有食欲，甚至哭闹不安时，家长应该警惕孩子有发热的可能。

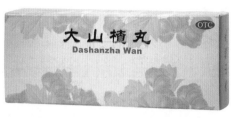

遂、肝气郁结呢？归根结底，孩子内伤发热，还是吃出来的。

孩子的脾胃不足，全而未壮，特别容易发生积食，孩子积食以后，反过来又会影响脾胃功能，使脾胃变得更加虚弱，再加上外界邪气的侵扰，孩子很容易发热。

对于脾虚引起食积发热的孩子，可以吃点山楂丸，酸酸甜甜的，小孩子都喜欢吃。山楂是开胃消食的，尤其擅消肉食。现在的孩子，家里条件都不错，经常大鱼大肉，很容易积滞，吃点山楂丸效果很好。

◉ 孩子发热是好事还是坏事

孩子发热和咳嗽、拉肚子一样，都是人体正气和外来邪气做斗争的一个表现，并没什么可怕的。而且，一般的情况是：邪气越盛，正气越足，抗邪能力就越强。孩子发热，只要进行积极的干预调理，治愈速度会很快。

◉ 中医是怎么治疗发热的

中医调理发热，是通过由外而来的援兵，帮助孩子的正气把邪气赶出去（即中医常说的"扶正祛邪"），邪气被赶出去，不能和正气战斗了，自然就不会发热了。可以通过食疗、喝中药、小儿推拿，或者洗澡、泡脚、贴敷等方法，调理小儿发热。

◉ 揉肚子，调理孩子积食发热效果好

揉肚子是很好的健脾方法。家长如果不具备小儿推拿的知识，也不要紧，可以试试给孩子揉肚子，顺时针揉 50 次，每天坚持。手法要轻柔、缓慢，孩子会觉得很舒服，调理积食发热的效果也很好。

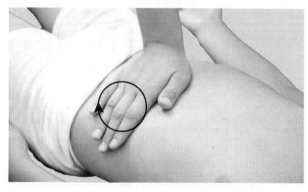

顺时针揉肚子 50 圈，长期坚持可调理孩子积食发热

孩子发热时家长如何护理

小儿发热（俗称"发烧"）是儿科门诊最常见的情况之一，风热感冒的一个典型症状是高热。虽然发热很常见，可是遇到孩子发热的情况，不少家长还是没办法。

● 滥用退热药不可取

不少家长都误认为，孩子发热是一件很严重的事情。到医院后，许多父母特别急切地要求医生给孩子退热，要求用最快最好的退热药，药不管用就要求大夫给孩子打针、输液，这在一定程度上导致了退热药、抗生素和激素的滥用。

甚至有些家长，见到孩子高热不退或体温没有完全降到正常，就着急联合应用各种退热药，造成了退热药滥用的局面。这其实是很危险的。

● 补充水分——最好选择白开水

孩子发热的时候，最重要的不是忙着吃退热药，而是给孩子补充水分。孩子退热过程中，丢失最多的就是水分，因为身体要靠水分来将热量带出去。所以发热时，要给孩子多喝温水，最好是少量多次喝，如果孩子不想喝白开水，也可喝一些电解质类的饮料或者果汁。

● 如果是积食引起的发热，吃点消积的药就好

一般孩子发热，我认为38摄氏度以下不用吃退热药。有一种情况，孩子在发热的时候一定要想到，是不是有积食了，这就需要配消积的药。许多孩子，一旦用上消积的药，马上就能退热。

所以，需要提醒家长的是，一定要在孩子发热的时候想一想，孩子发热之前，到底吃了什么东西？是什么东西吃多了？如果孩子是积食引起的发热，用点消积食的药给孩子吃，热就能马上退。

曾经碰到过许多这样的孩子，就是持续发热，怎么治都治不了。但这时候观察孩子的舌头，只要一看到他的舌苔厚，加点消食的药就能退热。所以，家长一定要谨遵医嘱，再考虑到积食的因素，准确用方，就会轻松退热。

因此，孩子发热的时候，家长先不要惊慌。除非孩子烧到39摄氏度，这就是高热了，这就必须带孩子去医院，根据医生的嘱咐选用退热药。

◉ 不推荐的降温方法

1. 滥用退热贴

退热贴不是药物，只是一种物理降温方式。发高热的孩子身体本来就热，接触了冰凉的退热贴后，身体会出现寒战，肌肉收缩产生大量热量，甚至比冷敷带走的热量还多。一般情况下不推荐使用退热贴，在必要情况下需要使用时，必须要遵医嘱，根据孩子的实际情况而定。

2. 捂汗退热

人体有体温调节中枢，就像一个房间的空调一样，维持人体的体温在正常的范围内波动。孩子的体温调节能力并不完善，捂热的状态下可能不仅无法出汗排热，反而会因为不能散热导致热量在体内储积，体温升到比调定点更高，而且捂热容易出现捂热综合征，所以父母切记不可用捂汗退热。

3. 酒精擦拭

大家都知道酒精挥发得快，很容易带走人体热量，所以常用此方法来降温。但是如果大面积使用的话，会使身体打寒战，产生更多的热量。而且，孩子皮肤非常娇嫩，角质层薄，黏膜血管丰富，酒精很容易透过皮肤被吸收，从而导致孩子酒精中毒。所以父母们一定要注意了，不要随意用酒精给孩子降温。

◉ 如何给孩子物理降温

孩子发热了，很多家长都会选择物理降温。家长们很可能会想到用冷毛巾给孩子敷一敷，用来降温。但用毛巾敷也是一门学问，冷敷和热敷是有区别的。

1. 孩子体温上升期要用热毛巾

孩子发热时，会冷得直打寒战，细心的家长会发现孩子身上起了鸡皮疙瘩，实际上这时候孩子的体温正处在上升期。

孩子处在体温上升时，一定要用温热的毛巾，给孩子擦擦脖子、腋下、腿窝这些大血管分布的区域。这样，孩子的体温不会突然升得太高而出现高热，甚至是惊厥。

2. 孩子体温稳定期、下降期可使用冷毛巾

孩子体温处于稳定期，比如发热在短时期内一直维持在 38 摄氏度。这时，家长可以用冷毛巾或者冰袋给孩子敷一敷头部，或者用冷毛巾擦一擦腋窝、脖子、腿窝等大血管分布的区域。这样能够帮助孩子降温。

到了体温下降期，也就是身体慢慢散热的时期，可以用冷毛巾。这个时期的特点是散热过程占优势，致热源在体内的作用逐渐减弱或消失，产热开始减少。这时可以用冷毛巾帮助散热，让体温降得快一些。

什么样的发热家长不用担心——生理性发热

虽然说孩子发热不一定是好事，但对于孩子来说，有一种发热不用管，那就是"生理性发热"。

◉ 什么是生理性发热

孩子就像初升的太阳、初春的小草一样，蒸蒸日上、欣欣向荣，生长速度快。植物在生长过程中有一个过程叫"拔节"，即每到一个节点上，就会有一些变化，孩子也是一样。

古代医家们已经在医书中记载了孩子这种生理性发热的现象，并给这种现象取了个形象的名字，叫"变蒸"。按照现在通俗的说法，就是"生长热"。

孩子为什么会"生理性发热"呢？因为孩子体内的阳气要从原来的水平跨越到下一个阶段。一般认为，孩子从出生之后，32天一"变"，64天一"蒸"，伴随着"变蒸"而出现的，就是"生理性发热"。

◉ "变蒸" 和病理性发热的区别

"变蒸" 的四大特点

特点 1	持续时间不太长，大多都在一天或者一天半，很快就能过去
特点 2	温度不会太高，一般不超过 38 摄氏度
特点 3	不伴随咳嗽、流鼻涕、手脚凉等症状
特点 4	除了体温高一点、耳朵和屁股稍凉、上唇内侧出现一个鱼眼大小的白色"变蒸小珠"外，孩子还是同平时一样

孩子变蒸的情况下，千万不要给孩子吃抗生素或打点滴，以免伤了阳气，影响孩子的生长发育。

◉ 孩子生理性发热的简单退热方法

孩子出现了生理性发热，一般不必做特殊处理。在饮食上，让孩子吃得清淡一些。如果孩子正在吃母乳，妈妈的饮食也要清淡一些。同时要随时观察孩子的发热程度。注意给孩子补充水分就足够了。

第四部分 孩子腹泻、便秘、发热，调脾胃是根本

孩子发热到什么程度需要及时就医

孩子一般的发热，和咳嗽、拉肚子一样，只是一个普通症状，它说明孩子体内正气充足。但如果孩子持续高热不退，并伴有以下的表现，就要引起注意了。

◉ 低热不退，精神萎靡

孩子本来很活泼，但是发热后，变得精神不振，体温一直不超过 38.5 摄氏度，总想睡觉，这说明孩子阳气不够充足，对抗邪气时已处在劣势。这种情况需要及时找医生诊治。同时配合推拿疗法"推三关"，帮助孩子及时培补阳气。

◉ 精神亢奋，角弓反张

孩子本来很乖巧，但是高热后，突然变得烦躁，不停哭闹，吃饭不香，睡觉不踏实，甚至开始说胡话，这些情形，家长要特别留意。孩子处在发热导致的亢奋状态，可能会引起高热惊厥，前期表现为躺着蹬腿、坐卧不安，如果不及时调理，可能会导致角弓反张现象，即头往后仰，后背后挺，两脚绷直，就像一张反向张开的"弓"，即俗称的"烧抽了"。

这时，必须找医生治疗。去找医生的路上，可用揉按小天心（位于手掌根部，大鱼际与小鱼际相接处）等方法镇静安神来救急。

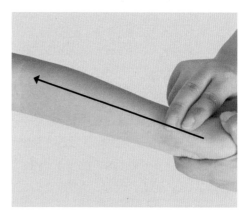

推三关：用食指和中指指腹自腕横纹推向肘横纹 20～50 次

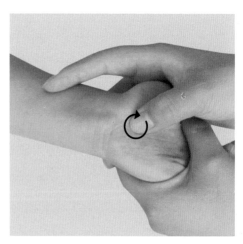

揉按小天心：用拇指螺纹面揉按小天心 100 次

宝宝脾胃好，病不找

孩子发热了，不能吃什么

孩子发热期间，有一些食物是不建议食用的，会加重症状。

不吃生冷食物

生冷，指的是生的和冷的食物。凉性的瓜果，如西瓜等，都不能吃；雪糕、冷饮等也要慎食。为什么要禁吃生冷呢？以风寒发热来说，本来孩子此时体内就有风寒邪气，吃比较寒的东西，相当于雪上加霜。

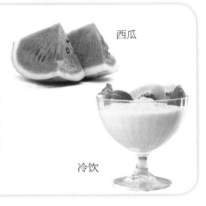

西瓜

冷饮

不吃黏腻难消化和燥热的食物

黏滑食物，就是具有黏性和滑性的食物，如糯米饼、巧克力、汤圆等，这些黏滑食物吃多了难消化，不利于邪气排出；燥热食物，就是薯片、油条等烧烤或煎炸食物，这些食物吃多容易上火。

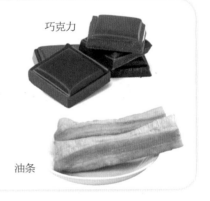

巧克力

油条

不吃肉类

肉类不易消化，吃到肚子里容易化热，比如烤肉、炖肉等吃多了，人就会觉得很热。这种热不在肌表，而在胃里，并且不好消化，所以发热期间尽量不吃肉类。

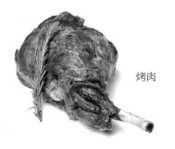

烤肉

孩子反复发热，可能是积食在作祟

《诸病源候论》记载："小儿食，不可过饱，饱则伤脾，脾伤不能磨消于食，令小儿四肢沉重、身体苦热，而黄腹大是也。"说的就是孩子进食过多，伤了脾胃，不能消化引起食积发热的症状。

李大夫医案

积食引起发热，消食化积能退热

我曾治疗过一个 4 岁的小男孩，孩子的妈妈带他来找我时，孩子已经连着发热 3 个晚上了，每天到夜里就发高烧，吃了退烧药也没有明显的效果。我看孩子的舌苔很厚，第一反应就是这个孩子很可能是积食了。

经过一番询问，果然，孩子前几天和小朋友一起吃了奶油蛋糕、炸鸡腿等食物，第二天着凉后开始发热。以前孩子发热感冒很快就能好，这次连续烧了多天还不好，一家人都很着急。

我给孩子开了两剂简单的消食化积的中药，然后让家长切萝卜片煮水给孩子喝。过了两天，孩子的烧就退了。

◉ 萝卜片煮水，消食退热效果好

孩子的脏腑娇嫩，全而未壮，特别容易发生积食。孩子积食以后，反过来又会影响脏腑的功能，出现一系列问题。临床上许多患肺炎的孩子反复不好，此时用消食的方法试一下，找到孩子生病的根源，调理起来就能立竿见影。

白萝卜性凉，味辛甘，含芥子油、淀粉酶和粗纤维，有促进消化、消积食和止咳化痰的功效。

把一片一片的萝卜给孩子吃，孩子吃了后就能消食化积，对上焦有热的调理效果也很好，注意不要和含有人参的药物一起吃，因为萝卜会解掉人参的药性。

春季发热，香菜根熬水就能退热

春季气温波动大，孩子很容易出现感冒发热的症状。

◉ 孩子发热，不要急着使用抗生素

孩子春季发热，家长切忌不分青红皂白使用抗生素治疗，否则会对孩子的免疫系统造成伤害。家长也不要一发现孩子发热就立刻用上退烧药。此时用香菜的根熬水，对帮助孩子退热有一定的效果，家长可以试一下。

◉ 香菜根可促进排汗退热

中医认为，香菜根"内通心脾，外达四肢"。通俗地说，就是香菜根具有促进周身血液循环的作用，排汗退烧的功效很好。

**这些问题
家长最关心**

问 **春季如何避免传染性疾病？**

答 空气传播是春季传染性疾病的一个重要传播方式，在孩子中间极易引起交叉感染。因此家长一定要注意及时对孩子的玩具和生活用品进行消毒，要注意保持室内的空气流通。

香菜根熬水 促进发汗

材料 香菜根 100 克。

做法

❶ 香菜根洗净后，放入砂锅中，加入500毫升水后将砂锅放在火上熬水。

❷ 待水熬到原来的 1/3 左右时，除去香菜根，然后把熬成的水给孩子服用。

功效 促进发汗退热。

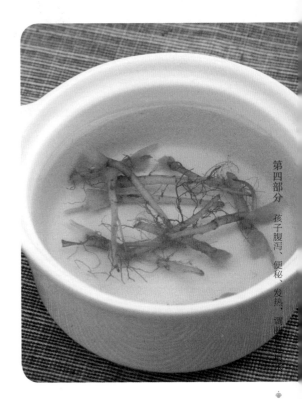

第四部分 孩子腹泻、便秘、发热、调脾

夏天孩子发热后长疹子，喝金银花露

经常有家长问，孩子夏天发热后身上起了许多红疙瘩，怎么办？这其实是孩子夏天外感过后有热毒的表现症状。这种情况，可以喝金银花露驱除热毒。

◉ 金银花露，清热解毒效果好

金银花露，主要解决孩子夏天外感过后有热毒的问题。孩子发热后会起各种疹子，怎么办呢？家长注意观察一下，只要是热症引起的，也就是舌头是红的，就可以给孩子喝金银花露。

金银花露是通过金银花蒸馏而成的，药性平和，有清热解毒的作用。炎热的夏天饮用金银花露可以解暑生津，对孩子在夏天起的各种疹类，尤其是将发热透发的疹类中的热毒散发出来，效果很好。

◉ 金银花露怎么用

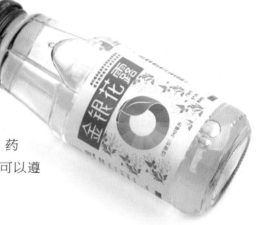

如果孩子发热后出了疹子；或者夏天天热，孩子身上起了各种疙瘩，舌头是红的，就可以给孩子喝金银花露来清新解表。

金银花露在各大药店都有销售，药品有些淡淡的甜味，很好喝。买来可以遵照医嘱或按照说明书服用。

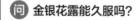

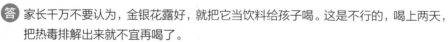

问 金银花露能久服吗？

答 家长千万不要认为，金银花露好，就把它当饮料给孩子喝。这是不行的，喝上两天，把热毒排解出来就不宜再喝了。

葱姜豆豉汤，调理孩子风寒发热

风寒发热，指的就是风寒邪气侵袭人体，人体正气与自然界的风寒邪气打得热火朝天的状态。调理孩子发热，以辛温散寒为主。

◉ 孩子风寒发热的症状

中医认为，孩子风寒发热有4个特点：清鼻涕、清稀痰、淡红舌、不出汗。

◉ 留根须葱白、带皮生姜、淡豆豉，发散风寒

风寒发热怎么办？辛温散寒就可以。给孩子喝葱姜豆豉汤，就是一个不错的办法。

葱味辛，具有发散的作用，能够散风；性温，具有温暖的作用，能够祛寒。祛风散寒，正好对治风寒邪气，再用葱白"引经入肺"，从而起到驱散肺经风寒的效果。葱白为什么要"留根须"呢？葱根须煮水味辛，性微温，具有发表通阳，祛风散寒的作用。葱白留根须，是为了让葱白根须的力量直达肺的毛细支气管，起到祛风散寒的作用。

生姜也是一味辛温的药，能把脾胃的阳气振奋起来，去帮助肺中的阳气把风寒邪气发散出去。生姜为什么要"带皮"呢？风寒发热的病位在皮肤，用带皮的生姜，以皮行皮，可以驱散附在表皮的风寒邪气。

淡豆豉是发酵以后形成的，具有辛味，和葱白、生姜一样，能把在肺、体表的风寒邪气散出去。

葱姜豆豉汤 祛风散寒，退热

材料 带根须葱白1段，带皮生姜10克，淡豆豉4克。

做法
葱白切成3厘米长的小段，生姜切成一元钱硬币大小及厚度的2片，再放少许淡豆豉，煮开锅后熬5分钟即可。

用法 饭后半小时左右服用。

用量 3岁以内的孩子一次喝小半碗；3~6岁的孩子一次喝半碗；6岁以上的孩子，一次可以喝大半碗或者一碗。酌量频服，服后汗出热退即可。

功效 祛风散寒，退热。

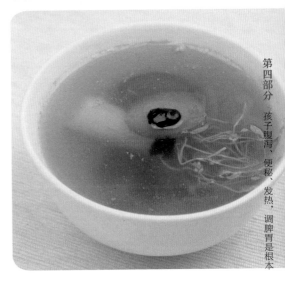

第四部分 孩子腹泻、便秘、发热，调脾胃是根本

风热发热，喝菊花薄荷饮

风热发热的原因基本上与风寒发热类似，即孩子在正气虚的同时感受了风热邪气，调理以辛凉解表为主。

● 孩子风热发热的症状

中医认为，孩子风热发热有 4 个特点：黄鼻涕，黄黏痰，红肿痛（舌头、咽喉、扁桃体、淋巴结），身体微有汗。

● 菊花、薄荷、淡豆豉，清风散热

调理风热发热，需要用辛凉解表的药物清热。菊花和薄荷就是这种辛凉的药物，辛以散风、凉以清热，正好可以用来对抗风热邪气。

有人可能会问：淡豆豉不是风寒发热时用的吗，怎么风热发热也用它呢？事实上，淡豆豉除了有辛味之外，还具有苦、凉之性。苦能泄热、凉能清热，所以淡豆豉也是可以用于调理风热发热的。

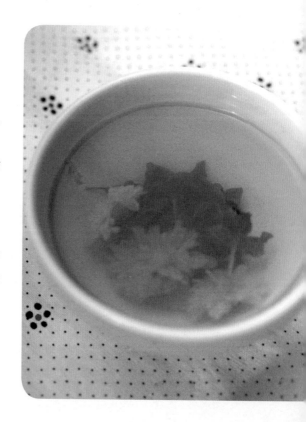

菊花薄荷饮 疏风清热

材料 菊花 5 克，薄荷 6 克，淡豆豉 3 克。

做法
菊花、薄荷、淡豆豉用水煮，煮开锅后再熬 5 分钟即可。

用法 饭后半小时左右服用。

用量 3 岁以内的孩子一次喝小半碗；3~6 岁的孩子一次喝半碗；6 岁以上的孩子一次可以喝大半碗或者一碗。酌量频服，服用后汗出热退即可。

功效 可对抗风热邪气，退热。

运八卦、揉板门，积食发热轻轻除

孩子的脾胃有积食，所以身体就得调动正气去消化这些多余的食物，那么，在肌表起守卫作用的正气力量就会被削弱，于是，风寒、风热等邪气就很容易侵袭进来。所以说，积食是孩子发热的常见原因之一。孩子积食发热，可以用推拿的方法消积退热。

◉ 如何判断孩子的积食发热

如果孩子舌苔厚，手心、脚心发热，腹胀鼓起，不解大便，不让摸肚子，食欲不佳，基本可以断定孩子的发热是积食引起的。

◉ 逆运内八卦，消食退热

精准定位： 手掌面，以掌心（内劳宫）为圆心，从圆心到中指指根横纹的2/3为半径所做的圆。

推拿方法： 沿入虎口方向运八卦穴50次。以积食程度中等为例，3岁的孩子做5分钟，3~7岁的孩子做10分钟，7岁以上的孩子做15分钟。

推拿功效： 消食退热，强健脾胃。

温馨提示：运内八卦是泄法，所以力度和速度同揉板门一样，要重、要快。

◉ 揉板门，消食化积

精准定位： 大鱼际部或大拇指本节0.5寸处。

推拿方法： 用拇指端揉板门100次。以积食程度中等为例，3岁的孩子揉10分钟，3~7岁的孩子揉15分钟，7岁以上的孩子揉20分钟。

推拿功效： 健脾和胃，消食化滞，调理气机。

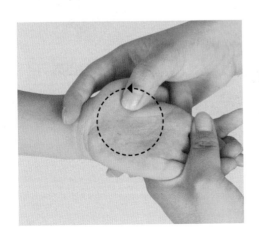
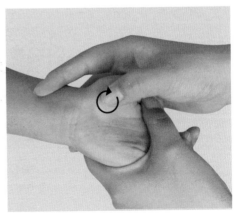

孩子烧退了，淋巴还是有点肿怎么办

临床过程中，有不少家长反映：孩子吃了几天的抗炎药后，热退了，炎症也下去了，可颈下、后脑勺或耳后的淋巴结依然肿大，该怎么办？

◉ 中成药六神丸外敷

用白开水或醋将六神丸溶化调成泥状，外敷在淋巴结肿大的地方，每天 2 次，一般 3~5 天就能消肿。六神丸主要由牛黄、麝香、蟾酥、雄黄、冰片、珍珠这六味药组成，具有清热解毒、消肿止痛的功效。

◉ 金银花、蒲公英、马齿苋等外敷

如果孩子皮肤过敏，可用清热解毒的金银花、蒲公英、马齿苋等中药，任选其一，取 10 克左右，煎成浓汁，用一块医用的消毒棉布蘸取浓汁，外敷在孩子肿大的淋巴结下，一天 2 次，每次外敷 1 小时，一般 3~4 天肿大的淋巴结就会变小、变软，直到慢慢消失。外敷的方法比较安全，许多家长反映效果不错。

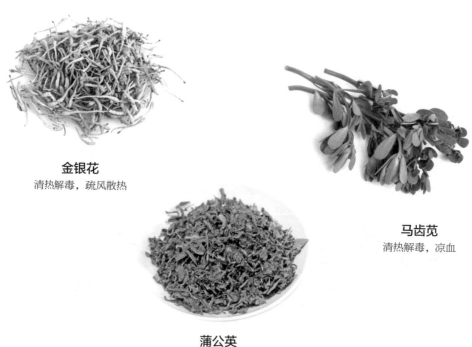

金银花
清热解毒，疏风散热

马齿苋
清热解毒，凉血

蒲公英
清热利尿，清肝火

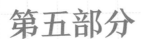

第五部分

健脾也要养好肺，
孩子不感冒、咳喘少

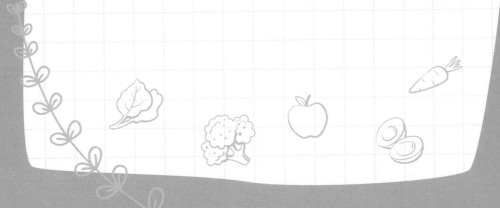

孩子常感冒，
要补肺，还要健脾

脾虚的孩子爱感冒，脾和肺都要调理

中医认为，小儿感冒的病因有两方面：一是外感因素，二是正虚因素。外感因素指的就是自然界的邪气，我们经常听到的外感风寒、外感风热，这都是引起感冒的原因。但不是有了外感因素就一定导致感冒，也不是所有人因为外感因素都会感冒，为什么有的人不感冒而有的人会感冒呢？

李大夫医案

脾虚的孩子爱感冒

有个5岁的小男孩，妈妈说他经常感冒，一感冒就高热、咳嗽，总得去医院打针、输液。有时好了，过不多久又感冒了。我看孩子的舌苔白腻，再给孩子把脉，发现孩子体内有食积，体表又感染风寒，所以经常感冒。妈妈说，孩子平时吃饭老没胃口。

我对孩子的妈妈说，孩子脾虚，身体素质差，所以时常感冒，还不容易康复。我给这孩子开了调理风寒感冒常用的"杏苏散"，还加上山楂、红枣等化积消食的食材。吃了三服药后，孩子的病情明显好转了。

◉ 孩子爱感冒，可能是脾虚

就和上面案例中讲到的情况一样，有的孩子爱感冒，而且到医院打针、输液，刚好没几天又感冒了。这种孩子平时还不爱吃饭，消化不好。这种情况，表面上是肺的病，深层次上却牵连着脾。临床上，因为脾虚导致积食，遇上外感风寒就感冒的孩子太多了。

中医有句话"四季脾旺不受邪"。大家知道，脾和肺是母子关系，脾负责提供充足的"乳汁"（营养）给肺，肺才会强健不受损伤。脾虚了就很难营养肺脏，就容易感冒。所以，给孩子补肺首先要健脾。肺脾阴虚会导致孩子反复感冒，具体表现为晚上睡觉爱盗汗，脸色白但颧骨发红，手脚心偏热，易烦躁等。

◉ 孩子经常感冒、消化不好，脾和肺得兼治

孩子脾虚、肺虚引起的感冒，调理时除了常规的疏风解表，还需要健脾消积、益气固表。

孩子感冒，分清风寒风热再调理

感冒是小儿很常见的疾病，当孩子被感冒盯上之后，不少家长认为用点感冒药就能见效。其实不然，中医将小儿常见的感冒分为风寒和风热两种，不同的感冒类型，调理方法也不同，如果方法错了，调理结果会事倍功半。

◉ 千万不能滥用感冒药

感冒是孩子最常见病的疾病。按照中医的观点，感冒也是分好几个证型的，辨清寒热最关键。如今市面上的感冒药琳琅满目，一旦寒病用了热药，热病用了寒药，都会加重孩子的病情，导致孩子感冒拖拖拉拉不好，或者病后损伤脾胃。

◉ 风寒感冒的常见症状

中医说的风寒感冒是生活中最常见的，大多数家长都能辨别清楚。一看到孩子流清涕、怕冷、发热、头痛，也不出汗，就知道孩子是衣服穿少了，着凉了。

◉ 一张表看懂风寒、风热感冒的区别

病症类型	症状表现	推荐用药
风寒感冒	发热又怕冷、无汗、鼻塞、流清涕、口不渴、咽不红	小儿至宝丸（请遵医嘱使用）
风热感冒	发热，微微有汗，并伴有头痛、鼻塞、流黄涕，打喷嚏，咳嗽声重、咽喉肿痛、口干唇红	小儿感冒颗粒（请遵医嘱使用）

孩子感冒流清鼻涕，喝姜糖紫苏叶饮

孩子刚受寒感冒时，鼻涕是像水一样清稀的。一旦发现流清涕要迅速温阳气、温经络。这时候，就需要一种能使孩子体内气血循环变好的调理方法。

◉ 紫苏叶煮水，抵御外寒来袭

生活中，我们每天都会接触到大量的感冒病毒。当孩子身体状况差，同时温度又剧烈变化时，孩子体内的防御系统就会紊乱，不能立刻戒备、抵御外敌。抵御不了外敌，孩子就会受寒，会感到身上发冷，流清涕，打喷嚏。

孩子感冒出现了流清涕症状，发表散寒是首要任务。紫苏叶既芳香味美，又有很好的解表散寒的功效，正适用于此症。

当孩子出现外寒来袭的感冒、流清涕时，用紫苏叶、生姜、红糖煮水给孩子饮用，可以抵御外寒侵袭，令孩子感冒好得更快。紫苏性温、味辛，可散寒解表、宣肺化痰、行气和胃；生姜、葱白辛温通阳、散寒解表，与紫苏叶合用效用增强；红糖甘温，既可温中散寒，助紫苏叶、生姜发散在表之寒，又可作为调味品，缓解生姜、紫苏叶、葱白的辛辣之味。

紫苏叶除了可以煮水给孩子喝外，还可以用紫苏叶加适量温水给孩子泡脚。泡一会儿，待身体微微出汗就可以了。

姜糖紫苏叶饮 调理风寒

材料 紫苏叶5克，生姜3克，葱白5克，红糖10克。

做法

❶ 将紫苏叶洗净；生姜洗净，切片；葱白切成2小段；红糖取出备用。

❷ 将生姜片、紫苏叶、葱段放入锅中煮沸，开锅后小火煮3分钟，关火后焖七八分钟，再放入红糖搅匀即可饮用。

功效 这款饮品可发汗解表、暖胃祛寒。主要用于小儿风寒感冒见鼻塞、流清涕、发热等症。

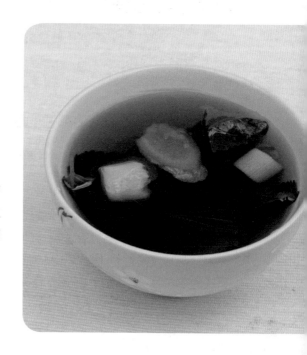

宝宝脾胃好，病不找

112

孩子感冒流黄鼻涕，喝金银花薄荷饮效果好

一般感冒初期，孩子都是流清涕。如果没及时祛除寒凉，或者又吃了一些上火的东西，比如油炸食品或者炒货，这时孩子的体内有寒又有热，就会出现流黄涕的现象。通常在感冒初期是不会出现黄鼻涕的，当孩子出现流黄涕的症状后，可以用金银花和薄荷泡茶饮用。

◉ 金银花＋薄荷，清热凉血效果佳

金银花大家都很熟悉，夏天开放的时候很香，开白色或者乳黄色的小花朵，香气袭人，有清热解毒的作用；薄荷有疏风散热，清利头目的效果。两者合一制成茶饮，对于调理孩子的风热感冒有很好的效果。

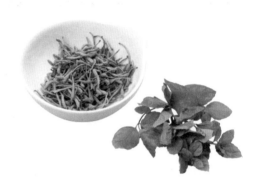

金银花薄荷饮 清热凉血

材料 金银花 30 克，薄荷 10 克，白糖适量。

做法

① 先将金银花加水 500 毫升，煮 15 分钟。

② 再加入薄荷煮 4 分钟。

③ 滤出汁水，加适量白糖。

用法 早饭后半小时温服。

功效 此饮品有清热凉血、解毒、生津止渴的功效，适合患风热感冒的孩子服用。

TIPS 金银花薄荷饮只适合体质平和或内热体质的孩子服用，脾胃虚寒的孩子不宜用金银花薄荷饮。另外，不要饮用隔夜的金银花薄荷饮。

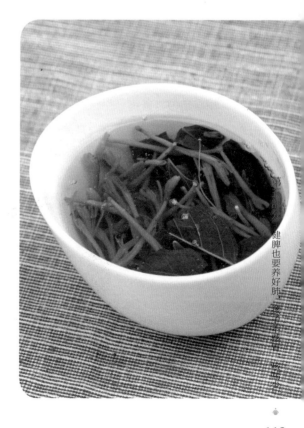

感冒后鼻子不通真难受，按迎香穴快速通鼻窍

孩子感冒后，普遍有一个现象就是鼻子不通窍，闻不到气味、吃饭也没有胃口，孩子很痛苦、家长也很焦虑，不知道怎么处理能够快速通利鼻窍。其实，孩子鼻翼两侧就有解决鼻塞问题的"妙药"，它就是迎香穴。

◉ 迎香穴，缓解鼻塞、开通鼻窍效果好

所谓"迎"，即"迎受"；"香"，即脾胃五谷之气。迎香穴接受胃经供给的气血，故此得名。迎香穴能缓解鼻塞、开通鼻窍，对感冒引起的鼻塞有很好的改善作用。迎香穴属于手阳明大肠经腧穴，肺与大肠相表里，肺开窍于鼻。在孩子的迎香穴上做做推拿，能够宣肺解表、疏散风邪、通利鼻窍，轻松对付感冒引起的鼻塞。

◉ 按揉迎香穴，让孩子不再受鼻塞困扰

精准定位：鼻翼外缘，鼻唇沟凹陷中。
推拿方法：用两只手的食指指腹按住迎香穴，由内而外按揉 36 圈。
推拿功效：疏散风邪，通利鼻窍。

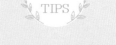

醋 + 大蒜，改善鼻塞

准备一个干净的容器，选择质量好的大蒜，去皮、洗净、晒干；将蒜捣碎，放入醋中，封口，浸泡 1 个月。用闻嗅的方式，使气味通过呼吸进入孩子鼻腔，既能杀菌，又有利于鼻腔通气，可以缓解孩子感冒引起的鼻塞。

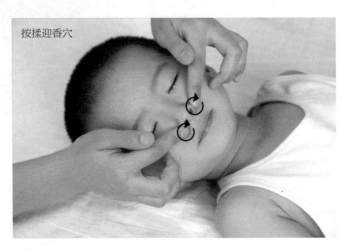

按揉迎香穴

艾叶水泡脚，体内寒毒全赶跑

艾叶有温经通络的作用，对于风寒感冒有很好的效果。用艾叶水泡脚，能够有效帮助孩子驱走体内的寒毒。

◉ 孩子风寒感冒，就用艾叶煮水泡脚

脚是人体经络的集中处。全息医学认为，脚上有人体所有脏腑器官对应的穴位。脏腑的病变可通过经络相互影响，通过刺激脚底疏通经络，又能达到调理脏腑病变的效果。所以，泡脚有益于身体健康。如果经常用艾叶泡脚，就能够有效地促进体内的血液循环，将身体内的湿气逼走，所以也就达到了祛风散寒的效果。

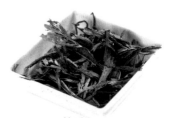

艾叶
温阳散寒，温经通络

孩子患上风寒感冒后，可以用 50 克艾叶，大概是手抓一把的量，加几杯水，一起放到锅里煮沸，然后兑入凉水，变成温水给孩子泡脚，有较好的温暖身体的作用。一般连泡 2~3 次即可。这个方法用于治疗孩子腹部受寒后的腹泻，效果也很好。

◉ 艾叶水虽好，但不能天天用

艾叶祛除里寒的效果很好，尤其适合寒邪在身体中入侵得较深的孩子。但要注意，艾叶水泡脚不能天天用。有的家长看到艾叶泡脚有这么多好处，就常煮艾叶水给孩子泡脚，甚至天天给孩子泡，可是要知道，艾叶水泡脚太过频繁，孩子反而会出现上火、脾气急躁等情况。因为中医认为小儿是"纯阳之体"，每天给孩子用温热的药物，孩子当然会出现问题。

另外，还要注意：不能让孩子在空腹的情况下泡脚，也不能在泡脚时进食生冷食物，否则会损伤孩子的阳气。可以在泡脚前给孩子喝一碗热粥，或者喝一杯生姜红枣水，这样调理的效果会更好。

孩子感冒头痛，喝葱白豆豉汤

葱白豆豉汤，也叫葱豉汤，是古代著名的医学家陶弘景发明的方子，专门用于调理风寒感冒引起的头痛。孩子感冒伴有头痛症状，喝了这个汤之后，身体会微微出汗，寒邪也会相应散去。

● 大葱不同部位的作用各不相同

我们做菜时经常会用到大葱，其实孩子受寒感冒时，大葱的用处也不小。中医认为，葱不同部位的作用是各不相同的。清代医学家汪绂认为："葱的全身一起用，可通行全身之气；葱根和葱白，可通行肌肤之气；而青的部分则可以通利头目之气。"

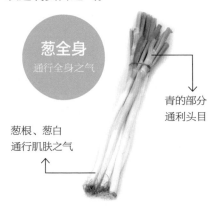

葱全身
通行全身之气

青的部分
通利头目

葱根、葱白
通行肌肤之气

● 大葱的不同吃法有不同药效

大葱的使用方法不同，药效也不同：生吃有通畅身体外部气血的作用；泡热水喝能起到发汗散寒的作用；做熟吃，则可以补益体内的脏腑中焦。调理风寒感冒，经常用葱白散寒。当孩子因风寒而头痛时，喝葱白汤有很好的疗效。

葱白豆豉汤 健脾补气

材料 葱白 10 克，淡豆豉 4 克（中药店有售）。

做法

❶ 将葱白切成小片，放入锅里；再倒入淡豆豉。

❷ 放入 500 毫升水，盖上锅盖。大火熬开，小火熬 5 分钟即可。

用法 葱豉汤不一定要全部喝下，要看情况喝。如果微微出汗，就不用再喝了；如果没出汗，还要继续喝。具体的用量，要根据孩子的情况来调整，没有固定标准。

TIPS

孩子受寒感冒后，可以用葱白香菜汁熏蒸鼻子。中医认为，肺开窍于鼻。孩子受寒后，护理鼻子很关键。可取 3 段葱白、4 块姜片，一起煎汁。当药气出来，让孩子保持一段安全距离去嗅这个蒸汽，可借药气来调理身体。

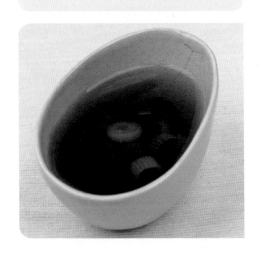

孩子受湿会得寒湿和暑湿两种感冒

许多家长认为，孩子感冒多是受寒引起的。实际上，自然界的风、寒、暑、湿、燥、火这六淫，任何一种都会引发感冒。所以，孩子在生活中也会患上湿邪导致的感冒。湿邪引起的感冒常见的有两种：寒湿感冒、暑湿感冒。

● 暑湿感冒和寒湿感冒是怎样盯上孩子的

夏天气温高，孩子皮肤上的毛孔因为要散热，处于开泄状态，这时候如果进入冷气过低的房间、直接喝冰箱里的冷饮、睡觉不盖被子等过冷的刺激都会使皮肤毛孔闭合，湿气容易乘虚而入。孩子就容易出现发热、头痛、腹泻、全身乏力等症状，这就是常见的暑湿感冒。

最近几年，全国很多地方湿气偏重。湿气重，人就容易患上寒湿和暑湿两种感冒。一般天冷的时候会有寒湿，天热的时候会有暑湿。但现在因为空调使用频繁、时常喝冷饮，所以患寒湿感冒的孩子比患暑湿感冒的多。

● 寒湿是怎样进入孩子体内的

中医认为，寒湿聚在上焦，则会使人心烦、头晕、头痛；伤于脾胃（中焦），则会感觉胸闷、腹胀，或呕或吐；伤于下焦，则会引发便溏或泄泻。

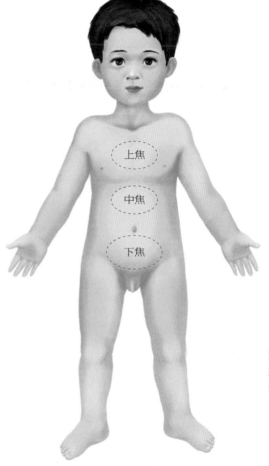

上焦

中焦

下焦

这些问题家长最关心

问 夏天孩子吹空调，如何预防感冒？

答 在进入空调房前，先让孩子缓一缓，将身上的汗发散一下之后再进入。这样可防止湿气过多进入孩子的身体，能够有效预防感冒。

荷叶冬瓜粥，清暑化湿治感冒

孩子夏季多发的暑湿感冒，也叫胃肠型感冒，表现症状为高热无汗、胸闷、食欲缺乏、呕吐、腹泻、舌苔厚或黄腻。孩子被暑湿感冒盯上后，喝荷叶冬瓜粥效果好。

◉ 荷叶清暑，冬瓜健脾

中医认为，荷叶有清凉解暑、止渴生津的功效，可以清火解热；冬瓜可健脾生津、利水止渴。荷叶和冬瓜一起熬粥食用，有健脾祛湿、消暑的作用，可以调理小儿暑湿感冒。

◉ 暑湿感冒，不要用葱姜红糖水

暑湿感冒是夏天特有的病症。所以我们用平时在秋冬季节患感冒用到的葱、姜、糖来熬汤喝是不可以的，因为这老三样只是对风寒感冒有效，对暑湿感冒就是火上浇油了。姜、葱都是辛温食物，能发汗，然而暑湿感冒在调理上应以清暑解表为原则。所以，不能食用这些可以助长热势的食物。

荷叶冬瓜粥 健脾祛湿，消暑

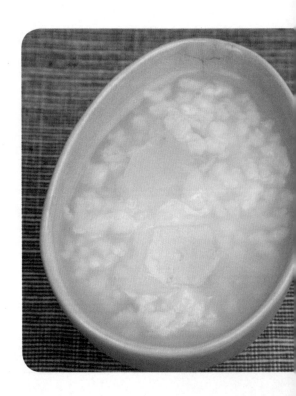

材料 冬瓜 250 克，粳米 30 克，干荷叶 10 克，白糖适量。

做法

1. 干荷叶洗净后，切粗丝，加水煎汤至 500 毫升，过滤后取汁食用。
2. 冬瓜去皮，切小块。
3. 砂锅内加水，烧开，加入粳米、冬瓜块，待粥煮至黏稠时，加入荷叶汁和白糖即可。

用法 早晚服用。

功效 冬瓜清热生津、利水止泻；干荷叶清热解暑。此粥适用于孩子夏天受湿热引发的感冒。

孩子寒湿感冒，喝葱姜红糖水

夏天的时候，孩子很容易出现寒湿感冒。夏天天气热，人的毛孔是打开的，许多孩子喜欢贪凉饮冷，比如吃各种冷饮、睡凉席，加上夏天雨水多，外面湿气重，室内的空调温度又很低。孩子从外面进来，毛孔马上就会被寒气闭住，湿气不能顺利排出，就容易患上寒湿感冒。

李大夫医案

葱姜红糖水祛寒湿、治感冒

夏日的一天，我到朋友家做客，他们的儿子游泳回来了，孩子刚进门就连打了两个喷嚏，紧接着就是一个寒战，不一会儿就有清鼻涕流出来了。我让孩子过来，看了看舌苔，舌苔是白的。我对朋友说，这孩子现在其实是寒湿感冒的先兆，寒战发冷是身体里面正气与病邪激烈交战的表现。

我建议朋友给孩子煮葱姜红糖水喝。朋友随后就煮了一大碗，让孩子喝下去，然后让孩子去隔壁没有空调的房间里待着，嘱咐孩子夜晚盖上小薄被子，早点睡觉。

第二天，朋友打电话对我说，孩子早上起来，原来的症状都消失了。

生姜葱白红糖水 祛寒暖阳

材料 生姜、葱白、红糖。

做法

1. 取2块拇指粗的生姜，斜着切3片，切葱白半段，一起放到锅里，放入2勺红糖，再加入2杯水，盖上锅盖，大火熬开锅。
2. 小火煮3分钟，关火，再焖10分钟即可。

用法 餐后半小时服用。

功效 孩子饮用此汤后，会微微出汗，气血一通畅，寒邪自然就被祛除了。

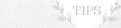

TIPS

炒生姜贴敷法：改善受寒引起的感冒

孩子受寒打喷嚏、流清鼻涕时，可以取三片生姜（去皮）切成末状，然后放在锅里干炒3~5分钟，至姜末焦黄色，然后分两份用棉纱巾包裹起来，夜晚睡觉前敷在孩子两足心部位，有散寒暖体的作用，可以改善受寒引起的感冒。

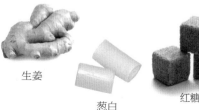

生姜

葱白

红糖

让孩子背部变暖，感冒很快就好

中医认为，人的后背属阳，主一身阳气的督脉从后背的正中通过，足太阳膀胱经从督脉的两侧通过。因此，当寒邪来袭时，若让孩子的后背温暖起来，一身的阳气就会强盛，这样就能抵抗寒邪。在生活中有很多让孩子后背暖起来的方法。

◉ 热水袋暖背法

如果孩子受了寒，感觉冷，打喷嚏，流清涕，可以给热水袋中灌上水，让孩子钻进被窝，将热水袋放在距离孩子后背约 16 厘米的地方，具体位置在孩子后背上部与脖子附近，也就是在肺俞穴和大椎穴之间的位置，不要贴到皮肤，以免烫伤孩子。

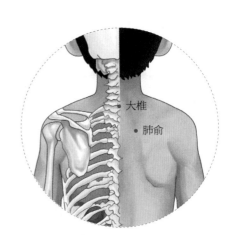

这样躺一段时间后，孩子就会微微出汗，寒邪就会被驱逐出去。需要注意的是，在这之前最好先让孩子喝些热粥，肚子里面有食物才能更好地发汗，否则空着肚子是不易发汗的。

◉ 电吹风暖背法

先用一块毛巾披在孩子后颈上（大椎穴附近），然后打开电吹风，让暖风不断地吹毛巾。电吹风要沿着督脉缓缓地上下移动，不要总是集中在一个点吹，以免烫伤孩子。很快孩子就会感觉到热度，身体温暖起来，再过一会儿就会微微出汗，这样寒邪就会被驱逐出去了。

◉ 暖气贴背法

冬天有暖气的家庭，孩子患风寒感冒的时候，暖气也能派上用场。先让孩子喝碗热粥，然后搬一把小板凳，让孩子靠暖气坐下，将后背贴在暖气上。过一会儿，孩子就会感觉身体变暖和，同样也能将寒邪祛除出去。值得注意的是，有些楼房设计的暖气上面就是窗户，孩子坐在暖气前，后背是暖的，但是头部很容易被窗户缝透进来的冷风吹到，那这个方法就不适合了。

揉一窝风、小天心，对各种感冒都有效

对于小儿感冒，推拿的效果往往比较好，尤其是缓解症状，经常是按一按鼻子就通气了。平时多给孩子做保健推拿，可增强肺功能，提高抵抗力，预防感冒。

揉一窝风、小天心，能防治感冒

媛媛从出生到 4 岁，经历过大大小小的感冒，每次都是一有气候变化，就会被感冒盯上，伴随而来的是打喷嚏、流鼻涕、咳嗽。每次感冒，基本上都是通过我做推拿来调理，我给孩子揉一窝风 100 次，揉小天心 100 次。上午做完推拿，下午打喷嚏、流鼻涕的症状就能够缓解，2~3 天后感冒症状就可以消失了。

◉ 揉一窝风

精准定位： 手背腕横纹正中凹陷处。

推拿方法： 用拇指端按揉一窝风 100~300 次。

推拿功效： 祛风散邪，防治感冒。

◉ 揉小天心

精准定位： 手掌大小鱼际交接处凹陷中。

推拿方法： 用拇指端按揉小天心 100~300 次。

推拿功效： 清热安神，防治感冒。

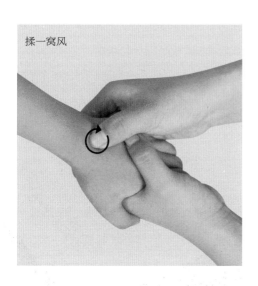

揉一窝风

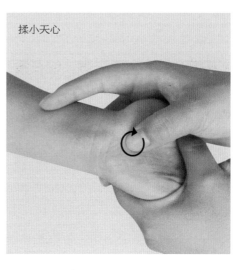

揉小天心

脾肺同治，孩子咳嗽好得快

脾为生痰之源，健脾就能止咳

《黄帝内经》中记载："五脏六腑皆令人咳，非独肺也。"不单是外邪直接犯肺会引起咳嗽，其他脏腑疾病也会影响肺脏，造成咳嗽。比如饮食不当，脾失健运，水湿内停，都会导致咳嗽。

◉ 脾为生痰之源，肺为贮痰之器

中医认为，"脾为生痰之源，肺为贮痰之器"。孩子脾常不足，如果乳食积滞，水湿内停，就会酿湿成痰，而痰浊上渍于肺，就会导致咳嗽。如果说脾是痰的"制造者"，那么肺就如同一个痰盂，贮存痰液。要想从根本上清除痰，不仅要清理贮痰的肺，还要管控好造痰的脾。

◉ 初咳在肺，久咳在脾，喘在肾

中医有句话叫"初咳在肺，久咳在脾，喘在肾"。就是说，孩子在咳嗽初期问题多出在肺上，是由肺气上移导致的咳嗽。但是，久咳则是由"痰随气升，阻于气道"引起的，而"脾为生痰之源、肺为贮痰之器"，因此要想让孩子停止咳嗽，不仅要止咳，健脾化痰也很重要。

◉ 给孩子健脾，选择容易消化的食物

如果孩子出现久咳，就要以健脾、化痰、止咳为主。对于脾胃功能发育不完善的孩子来说，家长在为其选用有补脾作用的食物时，最好运用"平补"的方法，选择性平味甘的、容易消化的食物，如山药、南瓜、红枣、土豆等。

山药饼 健脾和胃

材料 淮山 200 克，鸡内金 50 克，面团 250 克（蒸馒头用的发酵面团）。

做法

① 将山药碾成泥，鸡内金碾细粉。

② 将山药泥、鸡内金粉揉入发酵的面团中做成小面饼，蒸熟即可食用（建议每天早晨和中午各吃 1 个）。

功效 可以健脾和胃、补肾益气，消化不良、食欲不振的孩子都可食用。

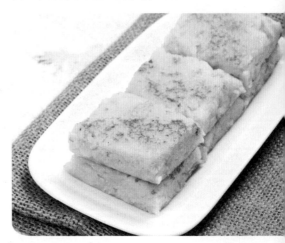

孩子咳嗽，驱赶外邪比马上止咳更重要

中医认为，咳嗽并不是一种单纯的症状，根据它的多种病因，咳嗽的证型也划分得很细。古语说，"五脏六腑皆令人咳"。小孩子是"纯阳之体"，体质"稚阴稚阳"，孩子的咳嗽一般都是由外邪入侵肺部引起的。

● 盲目服用止咳药，只能是治标不治本

外邪袭肺，咳嗽是人体的自我保护反应，它作为"冲锋部队"与"外敌"进行激烈战斗，想把"敌人"击退。当呼吸道有痰液的时候，咳嗽可以将痰排出去。所以，如果家长听到孩子稍微有些咳嗽，就马上给孩子吃止咳药，可能会暂时止咳，但因为止咳药抑制了咳嗽反射，使得痰液无法及时排出，堵塞呼吸道，很容易导致感染。同时，外来的邪气没被彻底赶出去，而是停留在肺中，治标不治本，一段时间后咳嗽还会再犯。

● 调理咳嗽，透邪是主要手段

调理咳嗽，最根本的解决方法是找到孩子咳嗽的病因，有针对性地调理，不能单纯来止咳。既然咳嗽是由外邪引起的，就要想法将外邪逼出去。

香油姜末炒鸡蛋 驱邪散寒

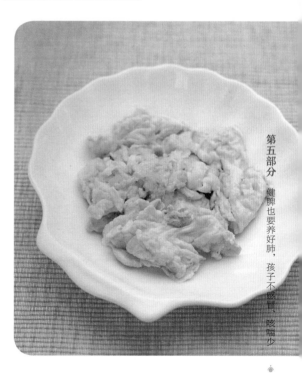

材料 鸡蛋1个，生姜3克，香油少许。

做法

① 将鸡蛋在碗里打散。

② 生姜切薄片，再切成碎末。

③ 锅里倒少许香油，稍微加热，下入姜末略煸，然后倒入鸡蛋，炒匀炒熟即可出锅。

用法 孩子临睡前趁热吃下。

功效 香油具有通气、理肺的功效；鸡蛋可入脾经、胃经；生姜性属辛温，能够解表、散寒、化痰。

第五部分 健脾也要养好肺，孩子不感冒、咳嗽少

123

寒热并存的咳嗽，吃花椒炖梨

　　有时因为用药比较杂乱，感冒过后，孩子的身体并不是处于一个严格的寒或者热的状态，而是寒热错杂，即寒与热并存的状态。寒热错杂的咳嗽多见于气候失常之际，素体阳盛外感风寒，或素体阴盛外感风热，以至寒热错杂，肺失宣肃，气机上逆而成。这种情况，可以吃花椒炖梨来调理。

◉ 花椒搭配梨，温寒润燥止咳

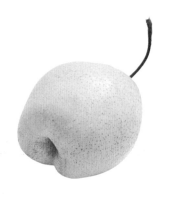

　　花椒性热味辛，温中散寒，可振奋身体阳气、祛除外寒；而梨能凉润，一方面能缓解花椒的温燥，保护津液，另一方面又润燥止咳。它们相互配合，一凉一热，寒热并调。

　　花椒炖梨，这个方法过去叫刺猬梨，是将梨扎30个孔，每个孔里面塞入一个花椒，然后用面裹上，煨熟，吃梨。后来，我们把它改良，变成了把梨切块煮熟，然后吃梨喝汤，这样操作起来就更方便了。

花椒炖梨 温寒润燥，止咳

材料　雪梨1个，花椒20粒，冰糖2块。

做法

雪梨去核，切小块，放入花椒、冰糖，与500毫升水同煮，开锅再煮10分钟即可。

用法　喝汤，每天早晚餐后各饮用1次。

功效　温中散寒，润燥止咳。

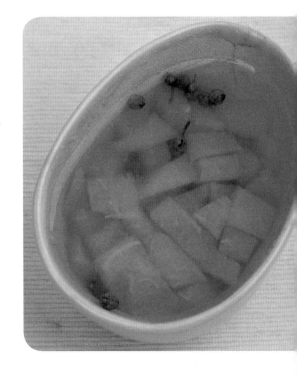

孩子咳嗽快好时，吃些山药补正气

咳嗽快好时，多数孩子都有脾虚的情况。这时，要想彻底去除外邪，让孩子病好之后不再反弹，可以给孩子吃点山药。山药有补气的作用，将正气补足，就能用自身的力量将残留的邪气驱逐出去。

● 山药，健脾补肺的佳品

山药性平味甘，不燥不腻，入肺、脾、肾经，是健脾补肺、益胃补肾的上品。如果孩子脾虚导致大便不成形，那吃山药就可以。但如果孩子已经有一些便秘，就不宜食用，因为山药有固涩的作用，会加重便秘。用山药调理咳嗽并非直接针对病灶，而是间接地补足了脾阳，最终还是要凭着体内的正气驱除外邪。

这些问题家长最关心

问 为什么有的孩子容易感冒，有的孩子就很少生病呢？

答 外邪能够入侵，是因为人的正气不足了，让病邪有机可乘。人的正气是否能够抵御外邪，大都与脾胃功能有关。脾乃后天之本，脾强壮了，运化水谷精微的能力也会增强，五脏六腑有充足的营养物质供应，身体自然健壮而不易被外邪入侵了。

山药南瓜羹 健脾补肺，止咳

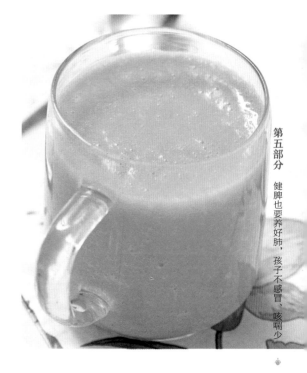

材料 山药 40 克，南瓜 150 克，小米 30 克，纯牛奶 250 克。

做法

1. 山药削皮，洗净，切块；南瓜洗净，去皮，切块；小米洗净。
2. 除牛奶外，将其他食材全部倒入破壁机中，加 800 毫升水，按"豆浆模式"，进行打制。
3. 打好以后，加入纯牛奶搅拌均匀，即可食用。

用法 早或晚食用。

功效 这道食谱可以补脾健肺，尤其对咳嗽快好时巩固止咳效果佳。

第五部分 健脾也要养好肺，孩子不感冒、咳喘少

孩子咳嗽老不好，分推肩胛骨有奇效

中医在调理小儿咳嗽方面有一个很好用的手法，叫"分推肩胛骨"。操作方法很简单，可以调肺气、补虚损、止咳嗽。各种类型的咳嗽，用这种方法调理都有效。

◉ 分推肩胛骨，可以宣肺、益肺

分推肩胛骨为什么可以调肺气呢？因为人的两块肩胛骨是呈扇形的，它其实正对应着人的两个肺脏，通过分推肩胛骨，可以起到宣肺、益肺的作用。

肩胛骨上有两个穴位，一个是肺俞穴，一个是风门穴。肺俞穴有双向调节的作用——补虚清热。就是说，孩子肺气虚弱了，可以补虚；肺脏有热了，可以清热。风门穴是掌管风邪出入身体的门户。所以，孩子咳嗽时，家长可以每天给孩子分推肩胛骨，便于将邪气驱赶出去。

◉ 分推肩胛骨的方法

家长用两拇指指端分别自肩胛骨内缘由上向下做分向推动，分推200～300次，中间手法可以分推一段时间，然后揉肺俞穴，分推肩胛骨和揉肺俞穴交替操作。各种类型的咳嗽，寒咳、热咳、支气管炎、肺炎、哮喘，都可以用这个方法。

TIPS

分推肩胛骨，可宣肺益气、止咳化痰，也可以预防感冒。孩子即使没出现咳嗽症状，也可以用这个手法进行推拿，做好保健预防同样重要。

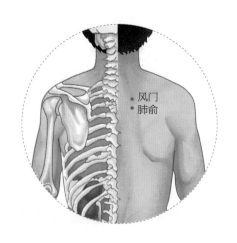

风门
肺俞

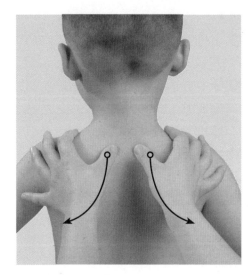

宝宝脾胃好，病不找

126

小儿肺炎，
脾肺虚弱惹的麻烦

强健脾胃，有利于防治肺炎

肺炎的形成，有内外两方面原因。中医认为外因是风邪，西医讲是细菌、病毒。当外邪势力强大（比如周围有患病的人，空气中的细菌、病毒浓度高时），脾肺抵抗不住，就容易患病。

内因就是身体抵抗力弱，一般来说，年龄小的孩子身体还很稚嫩，免疫系统没发育好，就容易受到外邪侵犯而发病。

◉ 脾肺虚弱易患肺炎

孩子容易患肺炎，大多是脾肺虚弱引起的。脾是气血生化之源，脾气强健，营养吸收就好，免疫力就强；孩子的肺很娇嫩，容易被燥邪、寒邪侵袭，补好肺，邪气就不容易侵入。

◉ 肺炎的饮食调理

肺炎患儿常有高热、胃口较差的表现，应给予营养丰富的清淡、易消化的流质（如母乳、牛奶、米汤、菜汤等）或半流质（如面条、稀饭等）饮食，忌生冷、辛辣及高蛋白食物，少食多餐。

> **这些问题家长最关心**
>
> 问 **给孩子饮水，能够有效预防肺炎吗？**
>
> 答 给孩子适当饮水，可以有效预防肺炎。如 1 岁的孩子，体重约 10 千克，每天吃奶、吃粥、饮水等在 800～1000 毫升（大约 5 杯），就可以满足孩子一天对水分的需求。

◉ 肺炎的生活调理

1. 注意孩子的鼻腔内有无干痂，如果有干痂可以用棉签蘸温水清洁孩子的鼻腔，用温水洗净孩子的脸、手及臀部。

2. 穿衣盖被不要太厚，过热会使孩子气喘加重，从而使呼吸困难。

3. 保持室内空气流通，湿度也要适宜。

第五部分 健脾也要养好肺，孩子不感冒、咳喘少

127

咳嗽有痰，喝橄榄萝卜粥

小儿肺炎的一个主要症状就是咳嗽，有的患儿咳嗽时会有痰，有的没有痰。如果咳嗽有黄痰，且很浓，就是肺有实热的表现，这就需要清肺化痰，来保证呼吸道的通畅。

李大夫医案

清肺热、宣肺化痰，就喝橄榄萝卜粥

有一个 5 岁的小女孩，有一次发烧、咳嗽，且咳嗽伴有很浓的黄痰。妈妈带她到医院做了咽拭和胸部 X 线拍片检查，被诊断为小儿支原体肺炎。当时门诊大夫给开了阿奇霉素静脉输液治疗，但随后小女孩就出现了恶心、呕吐、食欲减退、高热等症状。这是怎么回事呢？这其实就是肺热闹的，浓痰堵塞了呼吸道，肺泡缺氧严重，炎症无法消除。随后，我给女孩吃了一些清肺热、宣肺化痰的中成药，不适症状有了很大改善。我又让孩子的妈妈熬橄榄萝卜粥给她喝，孩子连续喝了三天，症状彻底消失了。

◉ 橄榄 + 萝卜——清热降火、止咳化痰

橄榄有清热、生津止渴的作用，萝卜可以止咳化痰、润肺。两者同食可以清热降火、化痰止咳，对于孩子肺炎发热、咳嗽、痰黄黏稠有很好的食疗作用。

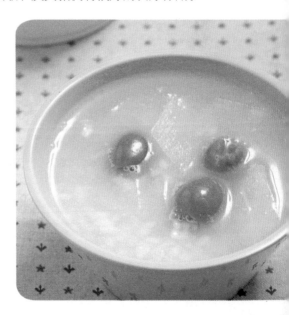

橄榄萝卜粥 清热降火，止咳化痰

材料 白萝卜 100 克，青橄榄 30 克，糯米 50 克。

做法

❶ 青橄榄洗净，去核；白萝卜洗净，切片；糯米淘洗干净，浸泡 4 小时。

❷ 将青橄榄、白萝卜片、糯米一起放入锅中，加水熬成粥。

用法 早、晚趁热各喝 1 碗。

功效 清热降火、止咳化痰。

咳嗽无痰，吃川贝冰糖炖雪梨

还有一些孩子咳嗽得很厉害，无痰或痰少而黏，痰色偏白，伴有唇干口燥、小便少、大便干等表现，这就不是肺实热了，而是肺阴虚引起的"燥咳"。大家知道，肺是喜润恶燥的，肺阴不足，就会生内热，这种热也叫虚热或虚火。所以，祛虚火不能像清实火一样用清热宣肺的方法，而是应该滋阴、润肺，当体内阴津充足时，虚火自然就消失了。家长可以用一些具有滋阴润肺作用的中药和食物搭配起来做成药膳，在孩子生病期间每天给孩子吃一些，可以补充肺阴，对促进小儿肺炎的康复也有辅助调理作用。

● 川贝冰糖炖雪梨，滋阴润肺、清热

孩子咳嗽无痰，就要用川贝冰糖炖雪梨来调理。川贝性凉，味甘，入肺、胃经，具有润肺止咳、清热化痰的作用，加入梨之后，滋阴润燥的效果更好。

川贝冰糖炖雪梨

滋阴润肺，止咳

材料 雪梨1个，川贝10克，冰糖10克。
做法

1 将雪梨洗净，从顶部切下梨盖，再用勺子将梨心挖掉，中间加入川贝和冰糖。

2 用刚切下的梨盖将雪梨盖好，拿几根牙签从上往下固定住。

3 将雪梨放在杯子或大碗里加水，放在锅中炖30分钟左右，直至整个梨成透明状即可。

功效 川贝润肺止咳效果好，而且药性平和，适宜小儿食用；雪梨能润肺清热、生津止渴，与冰糖同用，既能增强润肺止咳的作用，又可以中和川贝的苦味，使这个汤水喝起来清甜可口，很适合孩子的口味。

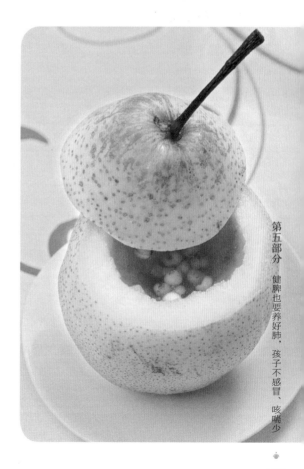

小儿肺炎发热，推拿清热效果好

大多数患肺炎的孩子都有发热症状，当孩子体温不超过 38 摄氏度时，可以用推拿手法给孩子清热，无副作用、效果佳。

◉ 清肺经

精准定位： 孩子无名指掌面指尖到指根成一直线。

推拿方法： 用拇指指腹从孩子无名指指根部向指尖方向直推肺经 100 次。

推拿功效： 宣肺平喘，顺气化痰。

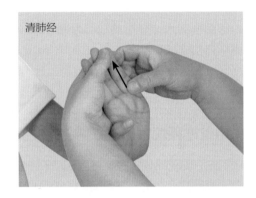
清肺经

◉ 清天河水

精准定位： 前臂正中，腕横纹至肘横纹成一直线。

推拿方法： 用食指、中指二指指腹自孩子腕部向肘部直推天河水 100~300 次。

推拿功效： 清热解表、清肺热。

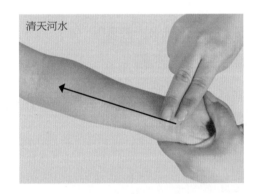
清天河水

◉ 清大肠

精准定位： 食指桡侧缘，从食指端到虎口的一条纵向连线。

推拿方法： 用食指指腹从孩子虎口直推向食指尖 100~300 次。

推拿功效： 清热泻火，通利大便以清肺热。

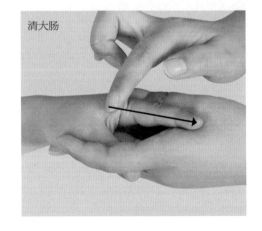
清大肠

小儿肺炎恢复期，穴位贴敷疗法促康复

在小儿肺炎的恢复期，肺部的湿啰音不易消除，肺部片影也很难消散，需要继续调治。肺炎的啰音密集处通常是以肩胛下角和脊柱两旁最为多见，此处正是人体气管、支气管和肺所在部位。家长可以采用穴位贴敷法给孩子做调理，可使药物直达病所，促进组织中炎性分泌物的吸收和加快肺部啰音的消失，比单纯内服用药物疗效更好。

◉ 白芥子散

材料： 白芥子、白附子、白胡椒、细辛、延胡索各 100 克。

制作： 上药共研细末，装瓶备用，每次取适量药末，用姜汁、醋调成钱币大小的药团。

选穴： 肺俞穴或阿是穴（啰音密集区）。

操作： 敷贴于选取穴位，用活血止痛膏固定。

用法： 婴儿贴 3~5 小时，幼儿贴 6~8 小时，每日 1 次。

功效： 利气化痰，温中散寒，通络止痛，主要用于肺炎啰音、吸收不良的孩子。

◉ 肺炎膏

材料： 天花粉、黄柏、乳香、没药、大黄、生天南星、白芷各等份。

制作： 上药共研细末，用温食醋调和成膏状，平摊于纱布上，备用。

选穴： 肺俞穴。

操作： 将膏药贴在选取位置，用胶布固定。

用法： 每 12~24 小时换药 1 次。

功效： 清热解毒，消肿散瘀。用于体内有热毒的小儿肺炎患者。

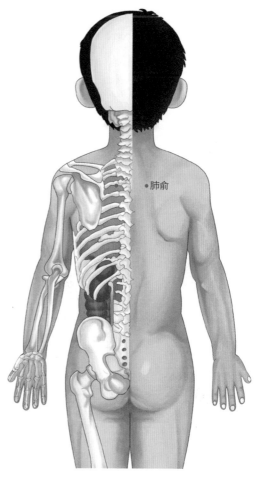

肺俞

肺炎治愈后的止咳化痰食疗方

肺炎治愈后出现咳嗽、多痰等症状很正常，就好比皮肤划破后会暂时结个小疤一样。但是，如果能让这个"疤"好得快一些，那家长们就更放心了。这时候，中医上的止咳化痰方效果就很好。

萝卜橘皮饮

适应症状 肺炎治愈后出现咳嗽、多痰。

材料 成人指头大小的白萝卜3条、成人半个手掌大的橘子皮1块、冰糖适量。

做法 取白萝卜、橘子皮煮水，待水沸后加入冰糖，以稍感甜味为宜，再小火煮15分钟即可。每天喂孩子服用1次。

功效 肺炎后出现咳嗽、多痰，与肺气不畅有关，白萝卜性平，具有顺气消食的作用，橘子皮具有行气化痰的功效，冰糖则可止咳。

川贝炖雪梨

适应症状 肺炎后稍有痰，痰发干发黏，孩子或还伴有乏力、发热等。

材料 川贝6克，雪梨2个，百合6克，蜂蜜适量。

做法

1 把川贝、百合洗净，用清水浸透，备用；雪梨洗净，去核，连皮切成块。

2 将川贝、百合、雪梨一起放入锅中，加入适量清水，大火煮开后，转小火炖煮1小时。

3 晾温后，调入蜂蜜，即可食用。

功效 肺炎后出现乏力、有痰、发热等症状时，与肺阴受伤有关。雪梨可清热润肺，川贝可养阴润肺，百合归心、肺经，既可以养阴润肺，又能清心安神。

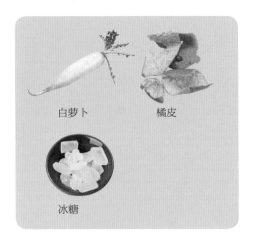

白萝卜　　橘皮

冰糖

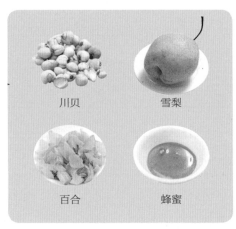

川贝　　雪梨

百合　　蜂蜜

小儿肺炎防治的常见误区

误区一

发热时间长 = 得了肺炎
没发热 = 没得肺炎

发热是小儿肺炎的一个主要症状，而非引起肺炎的直接原因。另外，也有的孩子不发热，甚至体温低于正常也会得肺炎，所以孩子是不是发热，发热时间长短，并非判断肺炎的主要依据，还需要结合其他方面一起做出判断。

有的孩子一旦出现剧烈咳嗽，家长就以为孩子得了肺炎。其实上呼吸道感染、咽喉炎等都会出现剧烈咳嗽，但咳嗽比较浅，并且伴有嗓子发痒或者有异物的感觉。然而，肺炎的咳嗽比较深，家长可细心观察，如果孩子深呼吸后出现剧烈咳嗽，才可能是得了肺炎。

误区二

剧烈咳嗽 = 得了肺炎

误区三

用药没起色，马上换药

孩子得了肺炎，家长肯定着急，恨不得孩子用药后马上就好。所以，当用药后孩子病情没好转，家长心里就会怀疑这种药是否无效，要求医生换药。其实有些治疗药物的起效是需要一定时间的。因此原则上，只要孩子的病情没严重，就可以坚持用药 3 天。频繁换药不利于疾病控制，如果 3 天后仍然无起色，再换药不迟。

有时候小儿肺炎需要使用抗生素治疗，但家长们担心抗生素使用过多会对孩子有害，所以当孩子退热、有好转后，就立即停药，这样做是不对的。因为需要用多长时间抗生素，医生会根据孩子的病情、病原、个体情况来定，请谨遵医嘱。如果家长擅自停药，反而会造成耐药，使病情迁延不愈，甚至导致慢性肺炎。

误区四

用抗生素有好转，马上停药

小儿哮喘，脾肺不足添的乱

哮喘多因脾肺不足、痰阻气道引起

说起孩子为什么会哮喘，许多家长会说孩子过敏，甚至直接把哮喘归罪于花粉、灰尘等。另外，饮食过敏也会引发哮喘。其实，这些常见引起过敏的东西，西医叫作致敏原；中医叫作发物（引起过敏、诱发哮喘的食物）。接触致敏原，只能说是哮喘的诱因。

◉ 哮喘是因为引动体内伏痰而发生的

中医认为，哮喘是因为引动体内伏痰而发生的。当接触某些特定的诱发因素，有些孩子是吸入花粉，有些孩子是吃了鸡蛋、牛奶、海鲜，还有些孩子甚至是吸入冷空气，或者情绪不佳、过度劳累等，这些都可能引动体内伏痰。痰随气升，气因痰阻，痰气交阻，阻塞气道，就会发生哮喘。

引起哮喘的主要因素不在于发物或者外邪，而是体内的伏痰，这才是"病根"。伏痰是怎么产生的呢？这就和孩子的脾肺功能不足有关。

◉ 哮喘反复发作的祸根

痰来源于人体内的津液，如果体内津液调节失常，就会成为痰。体内津液的调节又与肺和脾的关系很密切。肺主行水，具有宣肃功能，负责通调水道。孩子肺功能正常，津液才能散布全身。如果肺气不足，津液就会滞留在经络，成为痰饮。"脾为生痰之源"，如果脾气不足，不能很好地运化水湿，就会聚湿成痰。脾、肺功能不足，津液调节失常，水湿停聚，痰饮内伏，这就是哮喘反复发作的祸根。

这些问题家长最关心

问 孩子被哮喘盯上，是看中医好，还是西医好？

答 对于儿童哮喘的治疗，西医已经有完善的治疗方法，并且行之有效。坚持正规治疗，绝大部分孩子的哮喘症状会慢慢消失。带孩子看中医也是明智的选择，虽然中西医的理念不尽相同，但并不矛盾。通过中医中药的调养，补肺健脾，祛除体内伏痰，配合西医正规治疗，会收到事半功倍的效果。

蜂蜜蒸南瓜，润肺止咳喘

秋冬季节，有许多孩子容易被哮喘盯上，从而出现发热、咳嗽等症状。咳起来很厉害，能听见喉咙里发出的哮鸣音。有哮喘的孩子，除了药物调理外，选用对症的食疗方也能缓解病情。

◉ 南瓜，可补中益气、消痰止咳

南瓜又名番瓜、倭瓜、金瓜等，南瓜营养成分较全，营养价值较高。嫩南瓜中维生素C及葡萄糖含量比老南瓜丰富；老南瓜则钙、铁、胡萝卜素含量较高。这些对防治小儿哮喘都有好处。中医学认为，南瓜味甘、性温，具有补中益气、消痰止咳的功能。南瓜中含有丰富的碳水化合物及维生素A、维生素C、维生素D等，还有钙、磷、铁、锌等微量元素，能够帮助增强孩子的免疫力，还有益皮肤健康，清热解毒，帮助消化。南瓜可以煮粥、蒸食或做成汤湖，这样利于孩子身体吸收。

另外，蜂蜜有清肺润肠的功效。南瓜与蜂蜜搭配食用，能补肺肾、止咳喘。

蜂蜜蒸南瓜 润肺止咳

材料 南瓜1个。

调料 蜂蜜、冰糖各少许。

做法

① 将南瓜洗净，在瓜顶上开口，挖去瓜瓤备用。

② 将蜂蜜、冰糖放入南瓜中，盖好，放入盘内，放入蒸锅蒸1小时后取出即可。

功效 补中益气，润肺止咳，适合脾虚哮喘患儿食用。

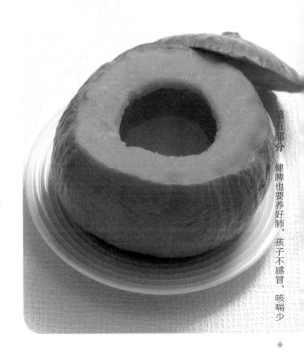

冰糖银耳莲子汤，滋阴润肺防咳喘

　　燥热的秋季，肺虚的孩子最容易被哮喘盯上。所以，在秋季适合给孩子吃滋阴润肺的食物。将银耳、莲子一起煲汤，润肺防咳的作用就很好。

◉ 银耳润肺化痰，莲子健脾养胃

　　用银耳做成的汤羹，滋味甜美，大人孩子都喜欢吃。银耳"清补肺阴，滋液，治劳咳"。银耳不仅是美味食品，还是珍贵的补品；莲子，又名莲米、莲实等，自古以来就是老少皆宜的鲜美补养佳品，有很好的滋补作用。中医认为，莲子有补脾益胃、止泻祛热的功效。

冰糖银耳莲子汤　润肺止咳，平喘

材料　去芯莲子 80 克，银耳 10 克。

调料　桂花、冰糖各少许。

做法

1. 莲子泡发后用温水洗净，倒入碗中，加上沸水，漫过莲子浸泡 30 分钟备用。

2. 银耳用温水泡软，待其涨发后，将根蒂洗净，撕成小朵，将银耳与莲子一同上屉蒸熟备用。

3. 锅中倒入 1500 毫升清水，加入桂花、冰糖烧沸，将浮沫撇净，装入汤碗中；然后将蒸熟的莲子和银耳沥去原汤倒入汤碗中即可。

用法　早晚服用，每周 2~3 次。

功效　养阴润肺，止咳平喘。

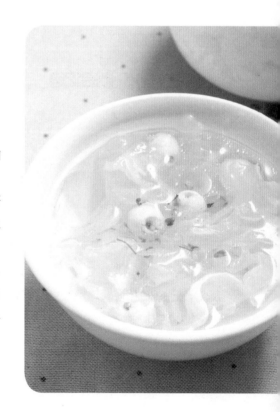

宝宝脾胃好，病不找

千万不要"谈喘色变"——小儿哮喘推拿疗法

中医认为，小儿脾肺肾三脏不足，尤其是先天禀赋不足，是哮喘发病的主要因素。给孩子做推拿，可以健脾、宣肺、补肾，缓解哮喘。

◉ 逆运内八卦

精准定位： 手掌面，以掌心（内劳宫）为圆心，从圆心到中指指根横纹的 2/3 为半径所做的圆。

推拿方法： 用拇指沿逆时针方向运内八卦 50 次。

推拿功效： 宽胸利膈、理气化痰。

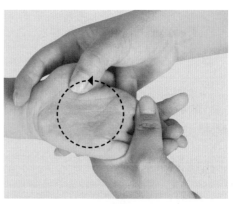

◉ 按揉天突

精准定位： 胸骨上窝正中。

推拿方法： 用中指指端按揉孩子天突穴 30~60 次。

推拿功效： 利咽宣肺、定喘止咳。主治孩子咳嗽、气喘、胸痛、咽喉肿痛、打嗝等。

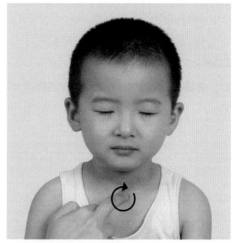

◉ 推膻中

精准定位： 前正中线上，两乳头连线的中点处。

推拿方法： 用拇指桡侧缘或中间三指自孩子天突向下直推至膻中 100 次。

推拿功效： 宽胸理气、化痰止咳，能有效改善孩子咳嗽、气喘、呕吐、打嗝等问题。

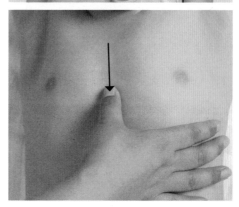

◉ 捏脊

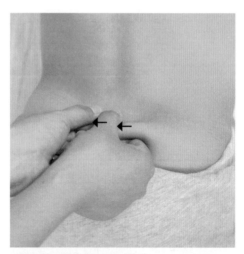

精准定位： 后背正中，整个脊柱，从大椎至长强成一直线。

推拿方法： 用拇指指腹和食指中节靠拇指内侧面自下而上提捏孩子脊旁 1.5 寸处。捏脊通常捏 3~5 遍，每捏 3 下将背脊皮肤提 1 下，称为"捏三提一法"。

推拿功效： 促进脾胃运化，强身健体。

◉ 按揉肺俞

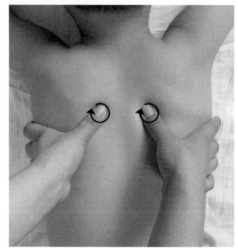

精准定位： 背部，第三胸椎棘突下，旁开 1.5 寸，左右各一穴。

推拿方法： 用拇指指端按揉孩子双侧肺俞穴 100 次。

推拿功效： 宣肺，止咳，化痰。

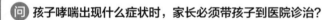

这些问题家长最关心

问 **孩子哮喘出现什么症状时，家长必须带孩子到医院诊治？**

答 如果孩子不咳嗽、不哭不闹的情况下依然呼吸困难，并且伴有很大的喘息声，甚至可以清楚地看到他脖子上和胸部的肌肉为了呼吸而用力，那么必须马上带孩子去医院就诊。

小儿哮喘不用急，用芥子敷穴位

对于调理小儿哮喘，家长首先要做的就是让孩子远离过敏原。中医认为，过敏是风邪侵入所致。当孩子机体处于一种敏感状态的时候，许多因素是可以诱发"风"的，如食用鱼、虾、蟹等，接触花粉、家里的小动物，受到冷、热空气的刺激等。所以，防止孩子过敏引起哮喘，家里最好不要养猫、狗，因为这是孩子最常接触的致敏原，并且家里的床被要经常晾晒，这样能有效杀死细菌和螨虫等。

● 用芥子敷贴穴位，治咳喘痰多

治儿童哮喘，防过敏是第一步，第二步就是利用中药芥子贴敷相关穴位来调理。中医理论认为，穴位通过经络与脏腑相连，是调理五脏六腑疾病的有效刺激点。将芥子 20 克制成药包分别贴压在天突穴和足三里穴上，贴 8 个小时左右，也可以每天晚上贴第二天清晨取下，每日 1 次即可。敷贴天突穴用于治疗哮喘、支气管炎，敷贴足三里穴则有通经活络、疏风化湿的作用。

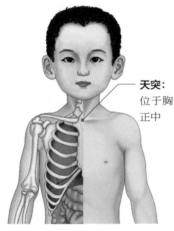

天突：
位于胸骨上窝
正中

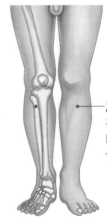

足三里：
在外膝眼下 3 寸，
即周身四横指，胫
骨外侧缘处

这些问题
家长最关心

问 有哮喘的孩子，日常饮食要注意什么？

答 有哮喘的孩子，日常饮食应当清淡，不吃甜食和生冷、刺激性食物，忌海鲜如虾、蟹等发物，少吃致敏的水果如杏、芒果、榴梿等。

第五部分　健脾也要养好肺，孩子不感冒、咳喘少

冬春两季,
如何预防孩子得流感

冬春两季气候变化多端,忽冷忽热,体质差的孩子容易患感冒。因此,做好流感预防工作很有必要。只需家长为孩子做几个小动作,就能有效预防流感。

干洗脸

两手掌快速互搓,发热为度,然后用擦热的手按在孩子前额,先顺时针方向环摩面部50下,再逆时针方向环摩面部50下,使面部有温热感。

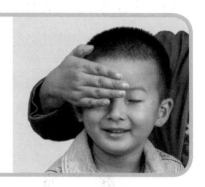

推擦鼻部

用两手食指在孩子鼻梁两侧做快速上下推擦,用力不要过重,以局部产生的热感向鼻腔内传导为度。

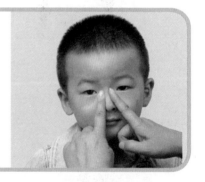

搓揉耳垂

用双手拇指和食指搓揉孩子双侧耳垂,反复操作1~3分钟,以耳垂发热为度。

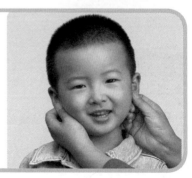

第六部分

健脾胃明星食材，孩子常吃身体棒

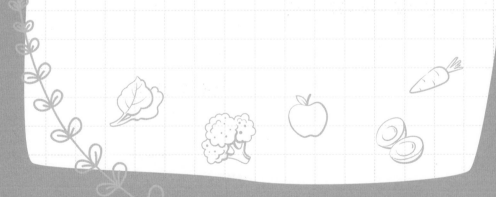

五谷类

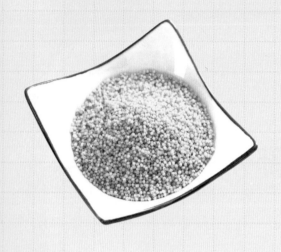

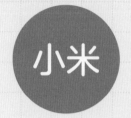

小米 健脾胃，消化好

小米，又名粟米，是我国古代的五谷之一。小米营养价值很高，被营养专家誉为"保健米"。常吃小米，可以强健孩子脾胃，调理积食、厌食问题。

性味归经	适合年龄	哪些孩子不宜吃
性凉，味甘咸；归脾、胃、肾经	6 个月以上	气滞、小便清长的孩子

小米，强健脾胃，提高孩子睡眠质量

小米能健脾胃，有助于孩子肠胃蠕动，防止消化不良。其色氨酸和淀粉的含量都很高，食后可促进胰岛素的分泌，提高进入脑内色氨酸的数量，分泌出使人产生困倦感的五羟色胺，有助于孩子睡眠。

如何辨别新小米、陈小米、染色小米

新小米颜色微黄、色泽鲜艳，有一股小米的正常气味，而陈小米则色泽比较晦暗。

染色后的小米，闻起来有染色素的气味。用手搓小米，手掌发黄就可能是商家添加了色素。

这样搭配更健脾胃

小米 + 黄豆 ▶ 和胃安眠
小米 + 山药 ▶ 健脾益胃

这样吃，对孩子脾胃好

用小米熬粥时，应该等水沸腾后再加入小米，这样煮出来的小米粥比较黏稠，有利于孩子营养吸收。

鸡肝小米粥 补血，养脾胃

材料　鸡肝、小米各 100 克。

调料　葱末少许。

做法

① 鸡肝洗净，切碎；小米淘洗干净。

② 锅中放水煮沸，加小米熬煮。

③ 粥煮熟之后加鸡肝碎，继续煮熟，撒上葱末即可。

功效　小米具有健脾养胃、养心安神的功效，搭配补肝养血的鸡肝食用，对治疗孩子因脾胃虚弱引起的消化不良效果很好。

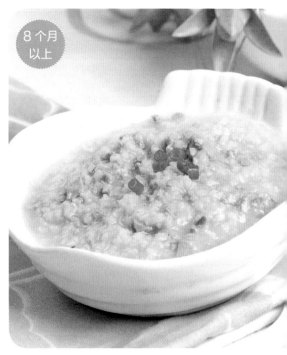

8个月以上

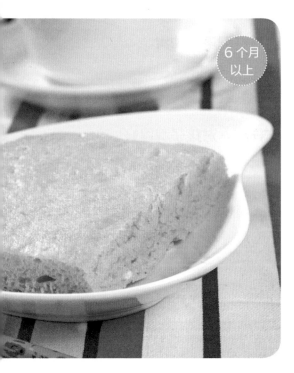

6个月以上

小米面蜂糕 和胃安眠

材料　小米面 100 克，黄豆面 50 克，酵母 3 克。

做法

① 用 35 摄氏度左右的温水将酵母化开并调匀；将小米面、黄豆面放入盆内，加入温水和酵母水，和成较软的面团，醒发 20 分钟。

② 屉布浸湿后铺在烧沸蒸锅的屉上，放入面团，用手抹平，中火蒸 20 分钟，取出。

③ 蒸熟的蜂糕扣在案板上，晾凉，切块食用。

功效　健脾除湿，和胃安眠。

第六部分　健脾胃明星食材，孩子常吃身体棒

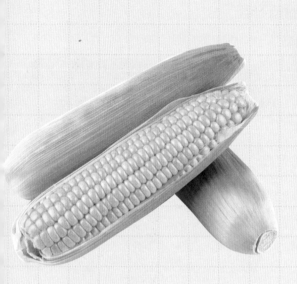

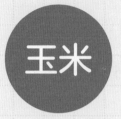

玉米

健脾利湿的"珍珠米"

玉米也叫苞米、珍珠米等，原产于中南美洲，16世纪传入我国。玉米营养成分较为全面，所含丰富的植物纤维素具有刺激胃肠蠕动、加速粪便排泄的特性，孩子常吃玉米对肠胃好，有利于身体发育。

性味归经	适合年龄	哪些孩子不宜吃
性平，味甘，归大肠、胃经	6个月以上	腹胀、遗尿的孩子

玉米，健脾胃的"珍珠米"

中医认为玉米有健脾利湿、开胃等功效，其含有丰富的B族维生素，具有消除疲劳、预防便秘、治疗胃溃疡的作用。孩子常吃不仅可以增强食欲，还可以健脑益智。

如何分辨玉米的老嫩

挑选玉米时，可以用手掐一下，有浆且颜色较白的，煮着吃口感好；浆太多的太嫩，不出浆的则太老。

这样搭配更健脾胃

玉米＋酸奶►健胃消食

玉米＋番茄►健脾益胃

这样吃，对孩子脾胃好

鲜玉米可单独清蒸，营养价值很高，而且味道很香，孩子很喜欢吃。此外，玉米胚尖含有丰富的营养物质，可增强孩子新陈代谢的能力，使皮肤光滑细嫩，所以吃鲜玉米的时候一定要带着胚尖吃。

奶香玉米饼 补充钙质，健脾开胃

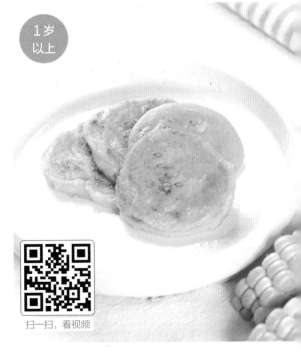

1岁
以上

材料 玉米粒（鲜）100 克，牛奶 50 毫升，面粉 40 克，白芝麻适量。

调料 白糖 5 克。

做法

① 玉米粒洗净，煮熟，捞出，同牛奶一起放入搅拌器中搅碎。

② 将玉米粒糊倒进碗中，加入白糖、面粉，搅拌均匀。

③ 平底锅刷油，倒入适量玉米糊，做成圆饼状，在饼面上撒少许白芝麻，煎至两面金黄即可。

功效 适合脾胃虚弱、反胃、泄泻的孩子食用。

扫一扫，看视频

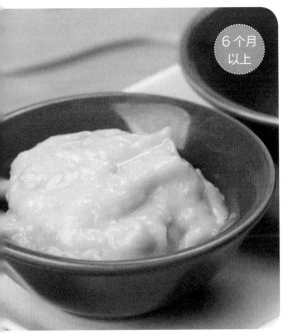

6 个月
以上

芋头玉米泥 促消化

材料 芋头 50 克，玉米粒 50 克。

做法

① 芋头去皮，洗净，切块，放入蒸锅蒸熟。

② 玉米粒洗净，煮熟，放入搅拌器中搅拌成玉米浆。

③ 用勺子背面将熟芋头块压成泥状，放入玉米浆中，拌均匀即可。

功效 玉米中的纤维素含量很高，能有效刺激孩子的胃肠蠕动，促进消化，增强食欲。

第六部分 健脾胃明星食材，孩子常吃身体棒

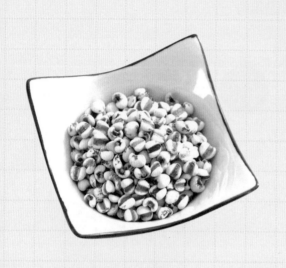

薏米

除湿健脾的佳品

薏米又称薏苡仁、苡仁、六谷子，有健脾祛湿、利水消肿等功效。古籍认为薏米能"健脾益胃，补肺清热，祛风燥湿"。薏米是一种对脾、肺两脏都非常有益的食材，而且性质温和，微寒而不伤胃，益脾而不滋腻，非常适合孩子食用。

性味归经	适合年龄	哪些孩子不宜吃
性凉，味甘、淡；归脾、肺、胃经	1岁以上	大便干燥、尿频的孩子

薏米，健脾益胃、消食

薏米营养丰富，被誉为"世界禾本科植物之王"，含有多种维生素和矿物质，可以促进新陈代谢和减少胃肠负担，适合生病或病后体弱的孩子食用，对身体很有益。此外，孩子经常食用薏米对慢性肠炎、消化不良等症也有效果，还可以利水渗湿、健脾止泻。

如何辨别新薏米和陈薏米

新鲜的薏米有米香味，略带中药味；而陈薏米因为放置时间长，香味已经散发掉，所以米香味淡或没有米香味，甚至有霉味。

这样搭配更健脾胃

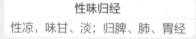

薏米 + 粳米 ▸ 补脾除湿
薏米 + 板栗 ▸ 健脾益胃

这样吃，对孩子脾胃好

1. 可以将薏米当作杂粮食用，不仅能熬粥，还可做成米糊等，这样有利孩子吸收。

2. 生薏米煮汤食用，有利于祛湿除风，还能辅助调理小儿湿疹。

宝宝脾胃好，病不找

146

红枣红豆薏米糊 祛湿健脾

材料 大米、黑米各 15 克，花生仁、红豆、薏米各 10 克，红枣 3 颗，牛奶 200 毫升。

做法

① 大米、黑米、花生仁、红豆、薏米洗净，沥干；红枣洗净，去核。

② 将所有食材倒入破壁机中，加适量水至上下水位线之间，按"米糊"键，待米糊煮好即可。

功效 利水、消肿、健脾胃。

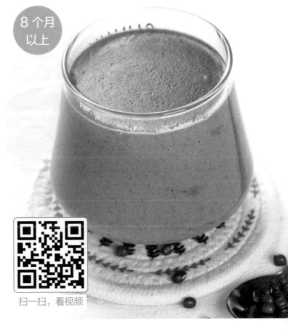

8 个月以上

扫一扫，看视频

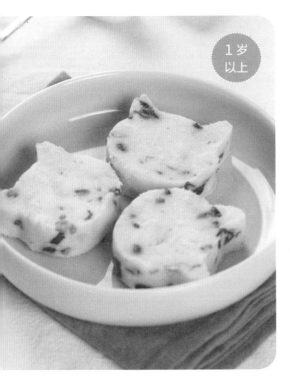

1 岁以上

红豆薏米山药糕

健胃消食，促进新陈代谢

材料 山药 350 克，红豆 50 克，薏米 30 克。

调料 红糖 10 克。

做法

① 薏米、红豆洗净，沥干；山药去皮，洗净，切段。

② 薏米、红豆、红糖一起放入高压锅中，加适量水煮 20 分钟，捞出；山药段放锅中蒸熟，打成泥。

③ 将红豆、薏米倒入山药泥中，搅拌均匀，分成小团，用模具按出图形即可。

功效 促进新陈代谢，增强免疫力。

第六部分 健脾胃明星食材，孩子常吃身体棒

147

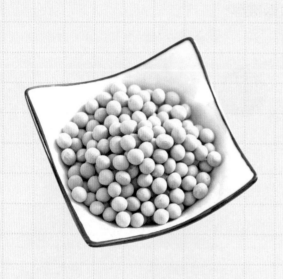

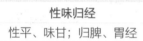

黄豆

健脾补虚的豆族之王

黄豆，又名大豆，具有很高的营养价值，有健脑益智等功效，因其富含优质蛋白质、大豆异黄酮、卵磷脂、钙等成分，常被称为"豆族之王"。小孩常吃黄豆制品可以强健身体。

性味归经	适合年龄	哪些孩子不宜吃
性平、味甘；归脾、胃经	1岁以上	消化不良的孩子

黄豆，健脾补虚的"豆族之王"

李时珍说过："豆有五色，各治五脏。"黄色食物多入脾，所以黄豆是滋补脾胃的重要粮食，有助于补益脾气。孩子食用黄豆，可以增强脾胃功能，缓解食少腹胀、食欲缺乏的症状，可以帮助增长气力。

如何挑选好的黄豆

1. 看色泽：表皮光亮干净、颗粒饱满且整齐均匀的就是好黄豆。反之色泽暗淡无光的则为劣质黄豆。

2. 观肉色：在挑选时可以咬开黄豆，看豆肉，深黄色的含油量丰富，质量就会好。淡黄色的则含油量较少，质量差些。

这样搭配更健脾胃

黄豆 + 小米 ▸ 健脾和胃，益气宽中
黄豆 + 玉米 ▸ 促进消化

这样吃，对孩子脾胃好

1. 与玉米搭配熬粥：将黄豆与玉米以 1：3 的比例混合在一起磨成粉，将其熬成粥或制成各类食物，这样有利于孩子的肠胃吸收，且营养价值几乎能与牛肉媲美。

2. 做汤：黄豆可用来做汤，或者将其熬制成汤底，再煮馄饨、面条等。

茄汁黄豆 补锌消脂

材料　黄豆 200 克，番茄 100 克。

调料　水淀粉 5 克，盐适量。

做法

❶ 黄豆用凉水提前浸泡 6 小时，待完全泡开后倒掉泡豆的水；把黄豆放入砂锅中，加入清水没过黄豆，大火煮开后撇去浮沫，加盐转小火煮。

❷ 番茄洗净，去皮，切块。待黄豆煮至快软烂时，加入番茄块，大火煮开后转小火继续煮，边煮边搅拌，将番茄捣碎。

❸ 待番茄煮烂成汁且黄豆完全煮熟后，大火收汁，用水淀粉勾芡即可。

功效　开胃消食、生津止渴。

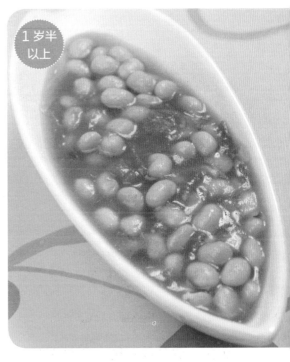

豆浆小米粥 强脾胃

材料　黄豆 250 克，小米 200 克。

调料　白糖适量。

做法

❶ 黄豆用凉水提前浸泡 6 小时，小米用凉水提前浸泡 2~3 小时，备用。

❷ 将黄豆、小米加入适量清水放入榨汁机中榨汁，过滤去渣，留汁备用。

❸ 煲锅置火上，加入适量清水烧沸，倒入滤好的浆汁，边倒边搅拌，煮沸后加白糖调味即可。

功效　补益脾气，增强脾胃功能。

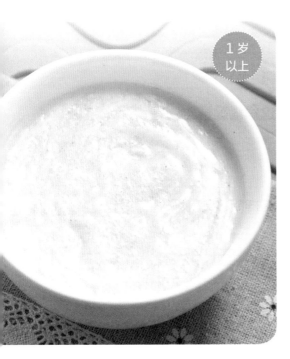

第六部分　健脾胃明星食材，孩子常吃身体棒

蔬菜类

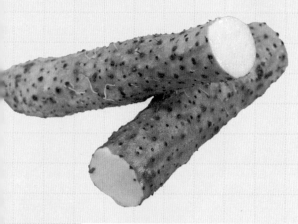

山药
**健脾固肾
身体棒**

山药又名淮山、薯蓣，肉质洁白细腻、质地柔滑鲜嫩，既可作主粮，又可作蔬菜。据古籍记载，多食山药有"聪耳明目""不饥延年"的功效，对人体健康很有益。经常给孩子吃山药，不但健脾补肺的效果佳，还有增强免疫功能，促进胃肠蠕动的作用。

性味归经	适合年龄	哪些孩子不宜吃
性平，味甘；归脾、肺、肾经	6个月以上	身体燥热、便秘的孩子

山药，健脾固肾的"神仙之食"

山药是著名的药食两用之物。《神农本草经》将山药列为上品，给予了山药很高评价，称其"主伤中，补虚羸，除寒热邪气，补中，益气力，长肌肉"。其所含的淀粉酶、黏液汁酶等物质，有利于脾胃消化吸收，是一味平补脾胃的药食两用之品，有健脾固肾的功效。

如何选购鲜山药和干山药

1. 鲜山药含淀粉较多，挑选时要用手掂一掂重量，大小相同的山药，较重的更好。同时注意观察山药的表面，不要有明显的瘢痕（烂斑、虫斑、伤斑等）。要着重看山药的断面，肉质呈雪白色说明是新鲜的，若呈黄色，甚至有黑点，就不是新鲜山药。

2. 干山药一定要去正规中药店购买，品质比较有保障。

这样搭配更健脾胃

山药 + 小米 ▸ 健脾益肾，促进消化
山药 + 枣 ▸ 健脾利胃

这样吃，对孩子脾胃好

1. 食用山药时，应先去皮，以免对孩子产生麻、刺等异常口感。

2. 山药既可以用来炒菜，也可以制成糕点，香甜可口，适合孩子食用。

山药板栗米糊 健脾益肺

材料 山药 60 克，板栗 50 克，黄豆、大米各 10 克。

调料 冰糖适量。

做法

① 山药去皮，洗净，切段；板栗去壳，洗净；黄豆、大米洗净。

② 将所有食材倒入破壁机中，加 500 毫升水，按"米糊"键，煮熟即可。

功效 山药有生津益肺、补脾养胃的功效。经常食用这款米糊，对脾胃虚弱、容易感冒咳嗽的孩子有益。

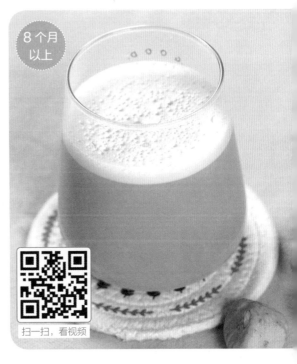

8个月以上

扫一扫，看视频

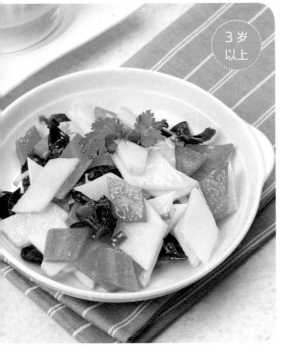

3岁以上

家常炒山药 健脾养胃，帮助消化

材料 山药片 200 克，胡萝卜片 50 克、木耳 10 克。

调料 葱末、姜末各 3 克，香菜末、盐各适量。

做法

① 将山药片焯一下捞出；木耳泡发，撕小朵。

② 油锅烧热，爆香葱末、姜末，放山药片翻炒，倒胡萝卜片、木耳炒熟，加盐调味，撒香菜末即可。

功效 呵护脾胃，促进孩子消化吸收。

第六部分 健脾胃明星食材，孩子常吃身体棒

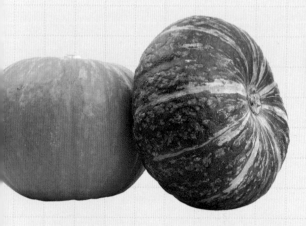

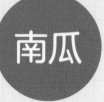

南瓜

保护孩子的胃黏膜

南瓜原产于阿根廷南部靠近安第斯山脉的地区，很早就传入中国。南瓜营养丰富，孩子食用不仅能增强自身免疫力，还能促进生长发育。

性味归经	适合年龄	哪些孩子不宜吃
性温，味甘；归脾、胃经	6 个月以上	黄疸患儿

南瓜，健胃消食的"高手"

南瓜是健胃消食的高手，其所含果胶可以保护胃肠道黏膜免受粗糙食物的刺激，可以预防胃部疾病。

老南瓜、嫩南瓜吃法不同

1. 老南瓜口感比较甜，可以水煮也可以蒸，可以做甜点也可以做汤；嫩南瓜口感脆嫩，适合炒菜，和瘦肉同炒就很好。

2. 南瓜皮富含胡萝卜素和多种维生素，因此，南瓜去皮不要太厚，只需把较硬的表皮削去即可。

这样搭配更健脾胃

南瓜 + 红枣 ▸ 补脾安神

南瓜 + 糯米 ▸ 补中益气，清热解毒

这样吃，对孩子脾胃好

1. 南瓜可以清炒或煮、炖，还可以添加到面粉中制作南瓜饼等小吃。

2. 南瓜与粳米一起煮粥食用，对脾气虚弱、营养不良的孩子有很好的调理效果。

南瓜紫薯包 增进食欲，健脾养胃

材料 紫薯200克，南瓜150克，面粉200克，酵母2克。

做法

① 紫薯、南瓜去皮，洗净，切块，蒸熟。

② 将蒸熟的紫薯、南瓜分别捣碎，紫薯泥团成若干份紫薯馅；南瓜泥加入酵母和面粉揉成面团，醒发半小时后揉成长条，分成小剂子，将小剂子擀成圆形放入紫薯馅，收紧口，揉成圆形。

③ 将紫薯包生坯放入蒸锅中，大火烧开后蒸 20 分钟即可。

功效 富含膳食纤维，增强孩子食欲。

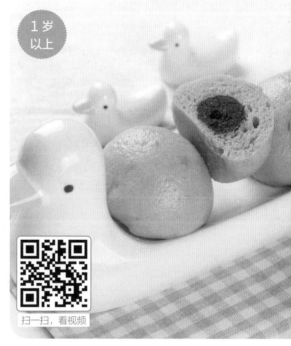

1岁以上

扫一扫，看视频

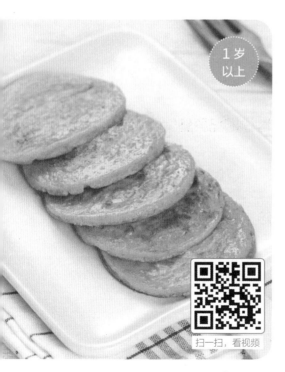

1岁以上

扫一扫，看视频

南瓜松饼 补脾健胃

材料 南瓜 80 克，牛奶 70 毫升，低筋面粉 70 克，鸡蛋 1 个。

调料 白糖 10 克。

做法

① 南瓜洗净，切片，蒸熟后压成泥；鸡蛋磕开，倒入南瓜泥中，加入牛奶、白糖、低筋面粉搅拌均匀，调成面糊，静置 10 分钟。

② 平底锅加热，舀入一勺面糊，小火煎至表面冒泡再翻面，待两面金黄即可。

功效 南瓜可健脾，促进消化，尤其适合便秘、积食的孩子食用。

第六部分 健脾胃明星食材，孩子常吃身体棒

153

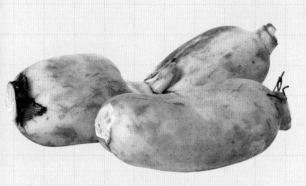

莲藕 健脾益气的 "滋补灵根"

莲藕原产于印度，后来引入中国。它有生津凉血、健脾益胃、益血生肌的功效。民间早有"荷莲一身宝，秋藕最补人"的说法。天气干燥，孩子吃些莲藕能起到润燥止渴、补肺养血的作用。

性味归经	适合年龄	哪些孩子不宜吃
生用性寒、熟用性温，味甘；归脾、胃、心经	6个月以上	脾胃功能不佳的孩子不宜生食

莲藕，保护脾胃、增进食欲

莲藕营养丰富，散发出一种独特清香，自身所含的单宁具有消炎和收敛的作用，能改善肠胃疲劳。此外，含有黏蛋白的一种糖类蛋白质，能促进蛋白质和脂肪的消化，可以减轻肠胃负担。孩子吃了以后，对脾胃有很好的养护作用。莲藕可健脾止泻，增进食欲，促进消化，有利于胃纳不佳、食欲缺乏的孩子恢复健康。

如何挑选好的莲藕

新鲜未经漂白的藕表面干燥，表皮微微发黄，断口的地方会闻到一股清香味，吃起来带有甜味。如果藕孔中有红色或者出现茶色黏液，就表明藕已经不新鲜了。

这样搭配更健脾胃

莲藕 + 冰糖 ▶ 健脾开胃

莲藕 + 猪肉 ▶ 健胃强体

这样吃，对孩子脾胃好

1. 在给孩子吃的时候，莲藕要做熟，熟的藕其寒性有所改善，可健脾开胃、益血止泻。

2. 可以将莲藕制成粉，是孩子上好的流质食品和滋补佳珍。

雪梨藕粉糊 开胃健中

材料 雪梨 25 克，藕粉 30 克。

做法

① 藕粉用水调匀；雪梨去皮、去核，剁成泥。

② 将藕粉糊倒入锅中，小火慢慢熬煮，边熬边搅动，熬至透明，倒入梨泥搅匀即可。

功效 藕粉可清热生津，有一定健脾止泻作用，能增进食欲，促进消化，开胃健中；雪梨滋阴润肺，可调理咳喘。

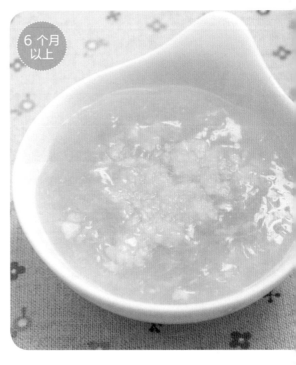

6 个月以上

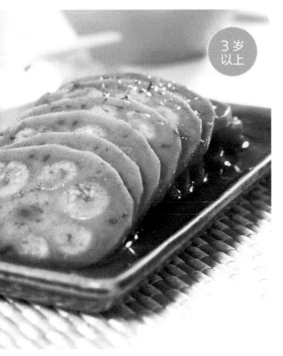

3 岁以上

糯米藕 健脾开胃

材料 莲藕 300 克，糯米 25 克。

调料 白糖 10 克，糖桂花适量。

做法

① 莲藕去皮，洗净，沥干，切下藕节一端；糯米洗净，浸泡 4 小时后沥干。

② 糯米中加入白糖拌匀，灌入藕孔中，将切下的藕节放回原位，用牙签固定。

③ 将藕段用大火蒸 1 小时，取出晾凉，切片，摆盘，撒上糖桂花即可。

功效 健脾开胃，增强孩子食欲。

第六部分 健脾胃明星食材，孩子常吃身体棒

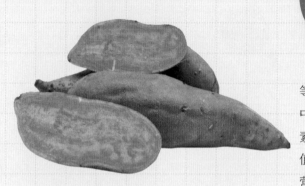

红薯

健脾养胃，补气益血

红薯，又名甘薯、番薯、山芋等，原产美洲，于明朝万历年间传入中国。红薯含有膳食纤维、胡萝卜素、维生素 A、维生素 B 等，营养价值很高，口味好，被营养学家们称为营养最均衡的保健食品，对孩子身体发育非常有益。

性味归经	适合年龄	哪些孩子不宜吃
性平，味甘，归脾、胃、大肠经	8 个月以上	过敏体质者

红薯，补脾养胃的佳品

《本草纲目》中认为红薯能益气力、补虚乏、健脾胃、通便秘，是脾胃虚弱、肠燥便秘者的最佳食材。从营养学的角度来说，红薯低脂，富含蛋白质、维生素、果胶、氨基酸，有利于孩子补脾养胃。

如何挑选好的红薯

在挑选红薯的时候，最好选取手感坚硬，外表干净、光滑、少皱纹，外观锤形的红薯，不要选表皮呈黑色或有褐色斑点的红薯。

这样搭配更健脾胃

红薯 + 大米 ▸ 健脾养胃

红薯 + 白菜 ▸ 通便益胃

这样吃，对孩子脾胃好

1. 搭配馒头、米饭：红薯中的蛋白质和脂肪含量不高，最好搭配馒头或米饭食用，这样有助于孩子身体的营养吸收。

2. 吃红薯一定要蒸熟煮透，因为红薯中的淀粉颗粒不经高温破坏，难以消化，还会出现腹胀、胃灼热、打嗝、反酸、排气等不适感，所以给孩子吃红薯时一定要蒸熟煮透。

宝宝脾胃好，病不找

红薯蒸糕 补脾益胃

材料 红薯 80 克，低筋面粉 35 克。

做法

① 红薯去皮，洗净，切块，蒸熟。

② 将蒸熟的红薯、低筋面粉放入搅拌机中，加适量水搅打 3 分钟以上，将面糊装入裱花袋，挤入刷好油的模具中。

③ 锅中注水，大火蒸 20 分钟，关火后，闷 3 分钟即可。

功效 红薯具有益脾胃、调中气的功效，能促进消化液分泌以及胃肠蠕动，有助于排便。

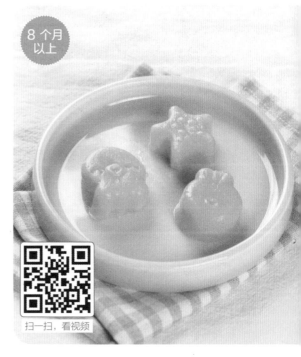

8 个月以上

扫一扫，看视频

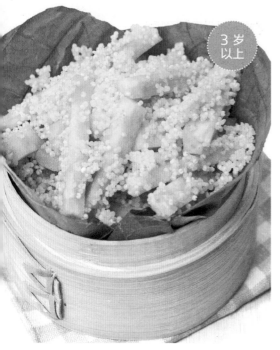

3 岁以上

荷香小米蒸红薯
和脾胃，润肠通便

材料 小米 80 克，红薯 250 克，荷叶 1 张。

做法

① 红薯去皮，洗净，切条；小米洗净，浸泡 1 小时，捞出；荷叶洗净，铺在蒸屉上。

② 将红薯条在小米中滚一下，沾满小米，排入蒸笼中，盖上蒸盖，蒸笼上汽后，蒸 30 分钟即可。

功效 小米、红薯可健脾益胃，荷叶有清火的功效。可调理脾胃虚弱引起的便秘。

第六部分 健脾胃明星食材，孩子常吃身体棒

157

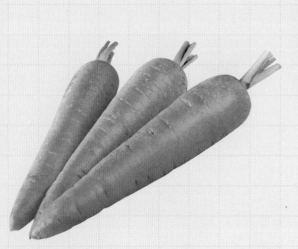

胡萝卜 促进孩子脾胃消化

胡萝卜营养价值很丰富，被称为"小人参"。《本草纲目》认为胡萝卜"下气补中，利胸膈肠胃，安五脏，令人健食"。胡萝卜健脾消食的作用很好，可改善小儿因脾胃不和引起的厌食、积食。

性味归经	适合年龄	哪些孩子不宜吃
性平，味甘；归脾、肝、肺经	6个月以上	肠胃不好的孩子不宜生吃

胡萝卜，健脾明目的"小人参"

胡萝卜含丰富的胡萝卜素，胡萝卜素是维持人体健康不可缺少的营养物质，可以有效促进健康及细胞发育，改善夜盲症等。孩子经常吃胡萝卜不仅可以起到健脾胃、提高免疫力的作用，还对保护视力有益。

如何挑选新鲜的胡萝卜

橙红色，色泽鲜嫩，根茎粗大，匀称顺直，表面光滑，不开裂，无伤烂的为佳。新鲜的胡萝卜叶子一定是呈淡绿色。

尽量选肉厚的胡萝卜，胡萝卜素的含量因部位不同而有所差别。

这样搭配更健脾胃

胡萝卜 + 香菇▶滋补脾胃

胡萝卜 + 莴笋▶强心健脾

这样吃，对孩子脾胃好

1. 由于胡萝卜素主要存在于胡萝卜皮中，在食用胡萝卜时，最好让孩子带皮吃。

2. β－胡萝卜素只有溶解在油脂中时，才能转变为维生素A，被人体所吸收，因此，胡萝卜宜用油炒或与肉类一起炖，这样更有助于孩子吸收利用。

胡萝卜山药小米粥

促进消化，改善积食

材料 小米50克，胡萝卜60克，山药30克。

做法

① 将小米淘洗干净，浸泡20分钟；胡萝卜洗净，切小块；山药削皮，洗净，切碎。

② 将小米、胡萝卜块、山药碎一起放入锅中，加适量清水，先大火烧开后，再改用小火慢煮，煮至粥品软烂即可。

功效 健脾养胃，促进消化，消积食。

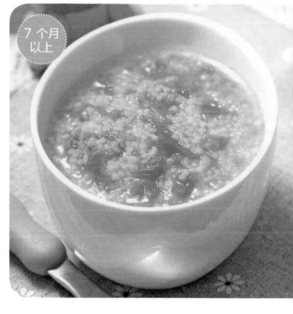

7个月以上

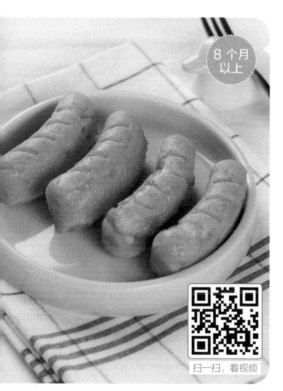

8个月以上

扫一扫，看视频

玉米胡萝卜肉肠

健脾胃，补铁

材料 玉米粒（鲜）80克，胡萝卜50克，鸡胸肉100克，1个鸡蛋的蛋清，面粉30克。

做法

① 胡萝卜去皮，洗净，切块；鸡胸肉洗净，切块；玉米粒洗净，沥干。

② 将鸡胸肉块、胡萝卜块、蛋清放入料理机中，搅打成细腻的糊状，加入玉米粒、面粉搅拌均匀，装入裱花袋挤入香肠模具，盖上模具盖子上锅蒸25分钟即可。

功效 胡萝卜可补中益气、滋养脾胃，鸡胸肉可健脾益胃、补气血。做成肉肠一起食用，可滋养脾胃，帮助孩子消化。

第六部分 健脾胃明星食材，孩子常吃身体棒

159

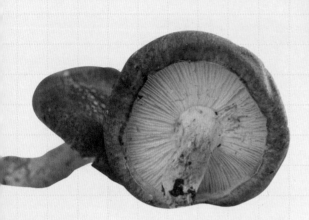

香菇 促消化，防便秘

香菇香气沁人，味道鲜美，营养丰富，素有"山珍"之称。它含有多种维生素、矿物质，对促进人体新陈代谢、提高机体适应力有很大的作用，孩子食用可以提高身体免疫力。

性味归经	适合年龄	哪些孩子不宜吃
性平，味甘；归脾、胃、肝经	6个月以上	皮肤瘙痒、脾胃虚寒的孩子

香菇，补益脾胃的"维生素宝库"

香菇富含多种人体必需的氨基酸，还含有大量的谷氨酸、多种维生素以及蛋白质等，被称为"维生素宝库"。中医认为，香菇能补脾胃、益气，可用于脾胃虚弱、食欲减退、少气乏力之症。从营养学的角度来说，香菇具有高蛋白、低脂肪、多糖、多氨基酸和多维生素的特点，不但能补肝益肾，还能健脾养胃，可以防治孩子消化不良和便秘。

如何选择好的香菇

好的干香菇色泽黄褐，体圆齐正，菌伞肥厚，盖面平滑，质干不碎；手捏菌柄有坚硬感，放开后菌伞随即膨松如故；菌伞下面的褶皱要紧密细白，菌柄要短而粗壮。

这样搭配更健脾胃

香菇 + 西蓝花 ▸ 利肠健胃
香菇 + 鸡肉 ▸ 健脾暖肾

这样吃，对孩子脾胃好

1. 将发开的香菇切片，放入牛奶中，隔水炖沸，给孩子食用，对脾胃好，可有效防治感冒、慢性鼻炎等症。

2. 香菇的鲜香味较浓，可以用其煲汤，这样不仅营养丰富，还别有风味，让孩子胃口大开。

香菇鸡肉粥 健脾暖肾

材料 鲜香菇 2 个，鸡胸肉 150 克，大米 50 克。

调料 盐、香油、葱花各少许。

做法

① 鲜香菇去柄，洗净，放入沸水中焯烫，取出切末；鸡胸肉洗净，切末；大米淘洗干净，浸泡 30 分钟。

② 锅内加适量清水置火上，放入香菇末和大米，中火煮沸，转小火煮至黏稠，加入鸡肉末稍煮，加适量盐、葱花调味，淋上香油即可。

功效 健脾暖肾，适合消化不好、营养不良的孩子食用。

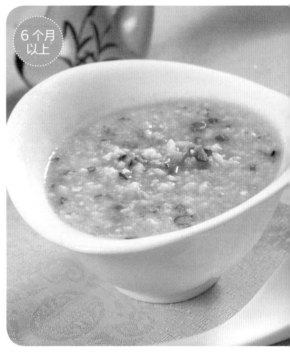

6个月以上

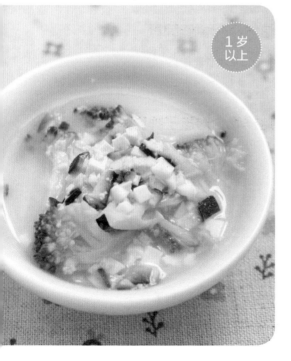

1岁以上

西蓝花香菇豆腐 健体强骨

材料 西蓝花 50 克，熟鸡蛋半个，鲜香菇、豆腐各 80 克。

调料 高汤适量。

做法

① 西蓝花洗净，切小朵；鲜香菇去柄，洗净，切小丁；熟鸡蛋剥壳，切碎蛋白，研碎蛋黄；豆腐切块。

② 锅中加清水煮沸，加高汤、西蓝花、香菇丁和熟鸡蛋碎煮开，继续煮 1 分钟，放入豆腐块煮开即可。

功效 健脾胃、益气血，提高孩子的免疫力。

第六部分 健脾胃明星食材，孩子常吃身体棒

161

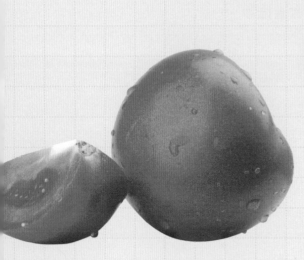

番茄

健脾消滞，孩子爱吃

番茄别名西红柿，原产南美洲，汁多爽口，生食、熟食均可。番茄所含的柠檬酸及苹果酸，能促进唾液和胃液分泌，帮助消化蛋白质。因此，孩子常吃番茄可以有健脾消滞的功效。

性味归经	适合年龄	哪些孩子不宜吃
性凉，味甘、酸；归胃、肝经	1岁以上	急性肠炎、溃疡的孩子

番茄，润肠养胃的"长寿果"

番茄中含有苹果酸、柠檬酸等有机酸，这些物质能增加胃酸浓度，调整胃肠功能；其所含膳食纤维则能润肠通便，帮助消化，对孩子肠胃好，还可防治便秘。

如何挑选番茄

番茄要选自然成熟的。自然成熟的番茄外观圆滑，捏起来很软，蒂周围有些绿色，籽粒为土黄色，肉红、沙瓤、多汁；催熟的番茄通体全红，手感很硬，外观呈多面体，籽呈绿色或未长籽，瓤内无汁。

这样搭配更健脾胃

番茄 + 菜花 ▸ 补脾和胃

番茄 + 豆腐 ▸ 温补脾胃、生津止渴

这样吃，对孩子脾胃好

在食用番茄的时候，可以根据番茄品种选择烹调方法。红色番茄，脐小肉厚，味道沙甜，汁多爽口，生食、炒熟均可，也可以加工成番茄酱、番茄汁；黄色番茄，果肉厚，肉质面沙，生食味淡，宜熟食。

番茄枸杞玉米羹 补虚开胃

材料 玉米粒 200 克，番茄 50 克，枸杞子 10 克，鸡蛋 1 个（取蛋清）。

调料 盐 4 克，鸡精 2 克，香油、水淀粉、高汤各适量。

做法

① 玉米粒洗净；番茄洗净，去皮，切小块；枸杞子洗净；鸡蛋清打匀。

② 汤锅置火上，放入番茄、高汤，倒入玉米粒煮开，转中小火煮 5 分钟，放入番茄块、枸杞子烧开，用水淀粉勾芡，加入鸡蛋清搅匀，加盐、鸡精，淋入香油即可。

功效 清热生津、补虚开胃。

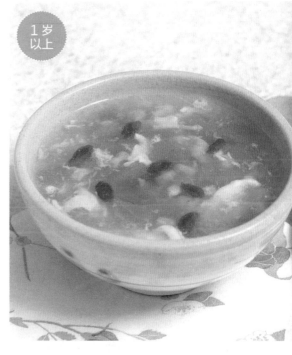

1岁以上

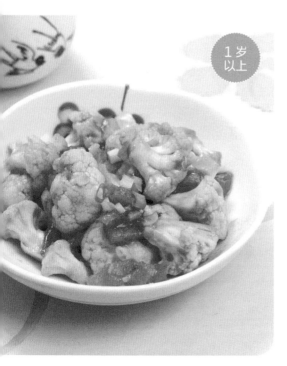

1岁以上

番茄炒菜花 补脾和胃

材料 菜花 200 克，番茄 100 克。

调料 盐 1 克，葱花适量。

做法

① 菜花去柄，洗净后切成小朵，焯烫一下；番茄洗净，去皮，切小块。

② 锅内倒油烧至六成热，下入葱花爆香，倒入番茄块煸炒，下入菜花翻炒至熟，加盐即可。

功效 此菜含番茄红素、胡萝卜素、维生素 C、膳食纤维等，能够补脾和胃，增强孩子的免疫力。

第六部分 健脾胃明星食材，孩子常吃身体棒

水果类

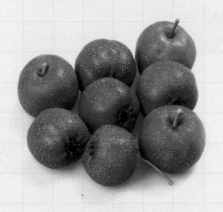

山楂 健脾开胃，增进食欲

山楂，又名"山里红""胭脂果"，含山楂酸等多种有机酸，能健胃、消积，是助消化的常用药。中药中有名的"焦三仙"，山楂即是其中的"一仙"。孩子常吃山楂可以健脾开胃，增进食欲，有利于身体健康。

性味归经	适合年龄	哪些孩子不宜吃
性微温，味酸、甘；归脾、胃、肝经	1岁半以上	胃酸分泌过多、患口腔疾病者

山楂，消肉食积滞的"胭脂果"

中药中的消食健脾药各有特点，有的擅消面食，有的擅消油腻肉食，山楂就是消肉食积滞的上品。山楂所含的解脂酶能促进脂肪类食物的消化，促进胃液分泌和增加胃内酶素。孩子常吃山楂，可以健脾助消化。

如何挑选新鲜山楂和干山楂片

挑选山楂时，要仔细查看表面有无裂口、虫眼，有裂口、虫眼的山楂不要选。新鲜山楂，颜色较红亮，果肉质地紧实，捏起来感觉较硬，如果捏起来很软，最好不要购买。挑选山楂，要挑个头儿大的，因为这样的山楂果肉较多。

购买干山楂片，挑选时要注意山楂片的形状，切片薄而大的质量好，厚而僵小的质量差。一般来说，皮色红艳、肉色嫩黄的较好。

这样搭配更健脾胃

山楂＋红枣▸健脾养胃

山楂＋白菜▸开胃消食

这样吃，对孩子脾胃好

1. 山楂适合做成各类点心，如山楂糕、山楂饼，不仅味道佳，而且利于孩子消化。

2. 炖肉时放点山楂，肉容易炖烂，味道也很鲜美，而且有助于孩子消化。

山楂红枣汁 消食化滞，补铁

材料 山楂 30 克，红枣 3 颗。

做法

❶ 山楂洗净、去核、切碎；红枣洗净、
去核、切碎。

❷ 将山楂碎、红枣碎加适量清水放入
榨汁机中榨汁即可。

功效 山楂健脾消食，红枣补气养血。
两者合在一起榨汁，有很好的消食化滞、
促进食欲的作用，能有效促进孩子消化。

烹调小妙招 在汁中加少许红糖，更有
利于养护孩子的脾胃。

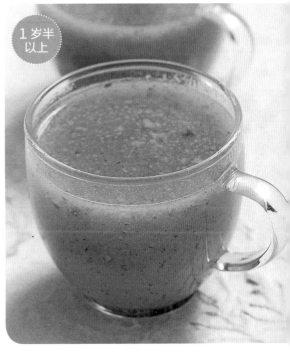

1岁半
以上

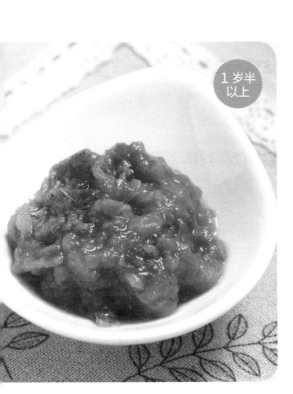

1岁半
以上

山楂酱 健脾胃，助消化

材料 山楂 500 克，苹果 250 克。

调料 冰糖适量。

做法

❶ 山楂洗净，放盐水中浸泡 2 分钟；
苹果洗净。

❷ 把山楂、苹果剖开，去核，去蒂，
切小块，放在盘子里。

❸ 锅里烧 1500 毫升水，放入山楂块
和苹果块；煮至山楂块、苹果块呈
透明状，放入冰糖，用勺子把山楂块、
苹果块搅碎，转小火继续搅，直至
酱黏稠。

功效 健脾，润肠通便。

第六部分 健脾胃明星食材，孩子常吃身体棒

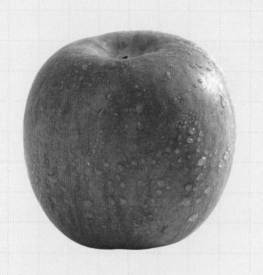

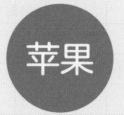

苹果

健脾补气，养肠胃

苹果营养丰富，含有丰富的碳水化合物、维生素和微量元素等，被誉为"全方位的健康水果"。现代医学认为，苹果中所含的有机酸能刺激胃肠蠕动，促使大便通畅。孩子吃苹果对养护脾胃和身体健康都有益。

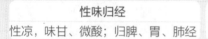

性味归经	适合年龄	哪些孩子不宜吃
性凉，味甘、微酸；归脾、胃、肺经	8个月以上	胃寒的孩子不宜多食

苹果，养胃健脾的"智慧果"

中医认为，苹果有健脾益胃、生津润燥之功，适宜胃阴亏虚、阴虚胃痛等症。苹果中所含的鞣酸、果酸等成分，具有很好的收敛作用，有止泻效果；所含的果胶、纤维素有吸收细菌和毒素作用，有利于养护孩子的脾胃。

如何挑选苹果

新鲜苹果色泽美观、口感松脆；成熟的苹果有一定的果香味，果肉质地紧密。在果皮表面用指腹轻轻按压，出现凹陷的是过熟的苹果。

这样搭配更健脾胃

苹果 + 山药▸健胃益气
苹果 + 酸奶▸开胃消食

这样吃，对孩子脾胃好

1. 蒸食治腹泻：苹果蒸熟吃可以辅治腹泻，做法是把苹果洗净，切小块，隔水蒸熟。这种烹调方式对孩子肠胃好，可以减少对胃肠道的刺激，使得摄入更加顺畅。

2. 熬粥：把苹果削皮切块，和小米一起熬成粥。可以使苹果中的营养物质充分释放到米粥中，有利于孩子更好地吸收营养。

美味土豆苹果饼 健胃益气

材料 土豆 150 克，苹果 80 克，面粉 40 克。

做法

1. 土豆去皮，洗净，切块；苹果洗净，切丝。
2. 土豆蒸熟后压成泥，放入面粉、苹果丝，搅拌均匀，揉成面团，分成若干大小均等的小剂子，压成小饼状。
3. 平底锅刷油，将小饼放入锅中，小火煎至两面金黄即可。

功效 土豆可健脾益胃，消食化积；苹果富含矿物质和维生素，有健胃消食的作用。

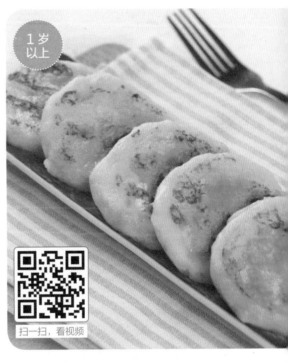

1岁以上

扫一扫，看视频

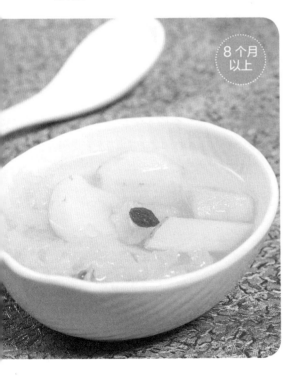

8个月以上

苹果雪梨银耳汤 益胃润肺

材料 雪梨 100 克，苹果 80 克，荸荠 50 克，银耳 10 克，枸杞子、陈皮各 3 克。

做法

1. 将雪梨、苹果洗净，去皮，去核，切块；荸荠去皮；将银耳泡发，去黄蒂，撕成小朵备用。
2. 锅中放适量清水，放入陈皮，待水煮沸后将陈皮捞出，然后放入雪梨块、苹果块、银耳和荸荠，转小火继续煮半小时，加入枸杞子再煮 1 分钟即可。

功效 润肺，利胃肠。

第六部分 健脾胃明星食材，孩子常吃身体棒

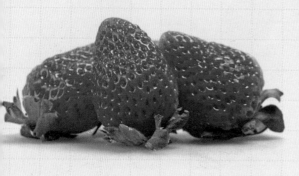

草莓 健脾生津

草莓又名红莓、洋莓等，原产于欧洲。草莓果肉多汁，酸甜可口，且营养价值高，含有丰富的维生素、果糖、柠檬酸、苹果酸、胡萝卜素和矿物质等。这些营养素能促进孩子的生长发育。

性味归经	适合年龄	哪些孩子不宜吃
性凉，味甘，归脾、肝经	8 个月以上	结石患儿

草莓，健脾开胃的"水果皇后"

中医认为，草莓有润肺生津、健脾和胃的功效，饭后食几颗草莓，有助于健脾开胃、益气生津。从营养学的角度来说，草莓营养丰富，所含的果胶及纤维素能促进孩子胃肠蠕动，帮助消化。

如何挑选好的草莓

优质草莓个大、洁净、无虫咬、无腐烂斑块，果肉硬，色泽淡红。但有些草莓色鲜个大，颗粒上有畸形凸起，咬开后中间有空心。这就要注意，这种畸形草莓可能是在种植过程中滥用激素造成的，长期大量食用这样的果实，有损健康。

这样搭配更健脾胃

草莓 + 豆腐 ▶ 健脾养胃
草莓 + 酸奶 ▶ 强脾健胃，养心安神

这样吃，对孩子脾胃好

洗草莓时，应将草莓放在流动的水中，而且洗前果蒂不要摘除，否则不但味道变差，还会导致维生素 C 流失。洗草莓前可先用盐水浸泡大约 5 分钟，尽量清除细菌等微生物，这样对孩子脾胃好，但不要泡太久，否则会促使农药渗入果肉中，对孩子的身体有害。

宝宝脾胃好，病不找

水果蛋奶羹 强脾健胃

材料 苹果、香蕉、草莓、桃子各20克，配方奶200毫升，鸡蛋1个。

调料 白糖10克。

做法

❶ 将桃子、苹果分别洗净，去皮，去核，切小丁；草莓洗净，切丁；香蕉去皮，切小丁；鸡蛋打散。

❷ 将配方奶倒入锅中煮至略沸，加入苹果丁、桃子丁、草莓丁、香蕉丁煮1分钟，淋入蛋液，稍煮，再加少许白糖调味即可。

功效 强健脾胃，帮助孩子长个子。

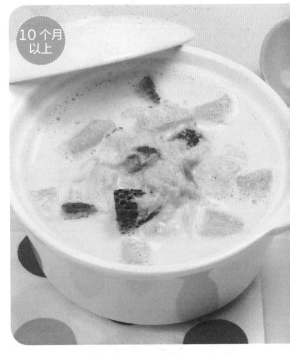

10个月以上

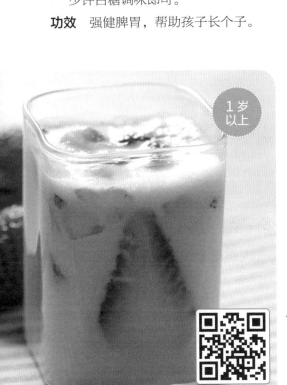

1岁以上

扫一扫，看视频

草莓奶昔 健脾养胃

材料 草莓150克，牛奶250毫升，酸奶30克。

做法

❶ 草莓洗净，沥干，其中1个切成薄片，其余切成小块；在奶昔杯壁上贴上一圈切好的草莓片。

❷ 将草莓块、牛奶、酸奶放入搅拌器中搅打均匀，倒进奶昔杯中，装饰上草莓片即可。

功效 健脾养胃，清肝明目，促进肠道蠕动，帮助消化，增强孩子的免疫力。

第六部分 健脾胃明星食材，孩子常吃身体棒

169

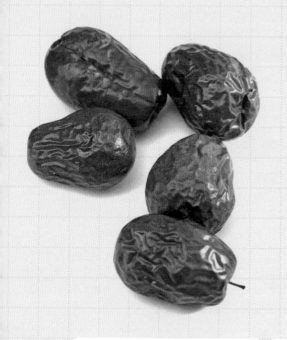

红枣 补脾补血的果中佳品

红枣，又名大枣，自古以来就被列为"五果"（桃、李、梅、杏、枣）之一。现代营养学认为，新鲜的红枣维生素C含量很高，而干制的红枣含有丰富的糖分、蛋白质和微量元素，都很适合孩子食用。

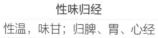

性味归经	适合年龄	哪些孩子不宜吃
性温，味甘；归脾、胃、心经	6个月以上	水肿、便秘的孩子

红枣，增强脾胃功能的"天然维生素丸"

《本草纲目》记载："枣，主治心腹邪气，安中，善养脾气，平胃气。"中医认为，红枣具有补益脾胃、养血安神、缓和药性之功，是中医处方里常见的一味药。现代医学认为，吃红枣能增加胃肠黏液，辅助治疗胃肠疾病。在胃肠道功能不佳、蠕动力减弱及消化功能差时，就很适合常吃红枣。因此，孩子常吃红枣有利于增强脾胃的消化吸收功能。

如何挑选好的红枣

在选红枣时，最好选味甜、外表紫红、粒大均匀、皮薄核小、肉质厚实的。反之，如果外表色泽不好、皱纹多、果形凹瘪，则品质差。

这样搭配更健脾胃

红枣 + 牛奶 ▶ 开胃健脾、补血益气
红枣 + 小米 ▶ 补虚健胃

这样吃，对孩子脾胃好

1. 在煮红枣时，最好将红枣切开，去掉枣核，分为3~5块，这样有利于有效成分的释出，可以让孩子营养吸收更充分。

2. 红枣最好煮粥吃，特别适合与大米、小米或糯米同煮为粥，具有补益脾胃、补气益血、养心安神的作用。

红枣核桃发糕 益气血，健脾胃

材料 牛奶 100 毫升，低筋面粉 50 克，核桃 15 克，红枣 6 颗，酵母 2 克。

做法

① 红枣洗净，去核，切碎；核桃切碎。

② 将红枣和核桃碎放入搅拌机中打碎，加入低筋面粉、酵母，加入牛奶，倒入红枣核桃泥，搅拌至无干粉状态，盖保鲜膜发酵至 2 倍大。

③ 醒发后搅拌排气，磨具刷油放入剩余的红枣碎，倒入 7 分满的面糊，大火蒸 20 分钟，关火后，闷 3 分钟。

功效 对孩子贫血有不错的防治疗效。

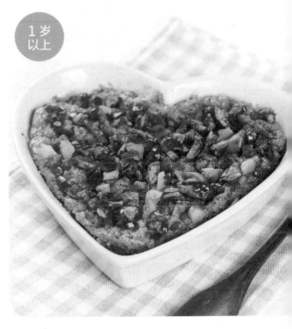

1岁以上

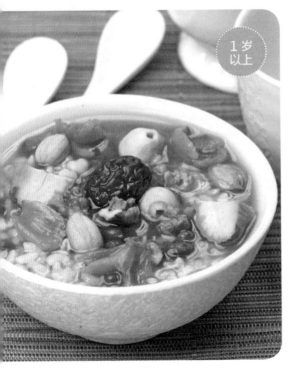

1岁以上

桂圆红枣八宝粥
健脾暖胃，帮助消化

材料 糯米 30 克，薏米、大麦仁、花生仁、莲子、红豆各 10 克，桂圆肉、水发银耳各 15 克，红枣 2 颗。

做法

① 将糯米洗净，浸泡 2 小时；将大麦仁、薏米、红豆、莲子洗净，浸泡 4 小时。

② 锅中加适量水煮开，放入大麦仁、薏米、红豆、莲子煮开，加盖小火煮 30 分钟，放入糯米、花生仁、红枣、桂圆肉、水发银耳，用勺子搅匀，大火煮开，加盖小火煮熟。

功效 健脾暖肾，御寒保暖。

第六部分　健脾胃明星食材，孩子常吃身体棒

肉类

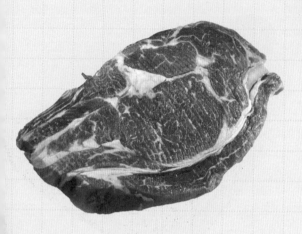

牛肉　温补脾胃，增强胃肠动力

牛肉是畜肉类含锌量较高的食物，且孩子生长需要的其他营养素含量也较丰富。牛肉中脂肪含量低，蛋白质含量丰富，还包含多种人体必需的氨基酸，味道鲜美，可以强壮孩子骨骼及滋养孩子脾胃，促进孩子健康成长。

性味归经	适合年龄	哪些孩子不宜吃
性温，味甘；归脾、胃经	8 个月以上	皮肤病患儿

牛肉，滋养脾胃、增强抗病能力

《本草纲目》指出，牛肉能"安中益气、养脾胃，补虚壮健、强筋骨"。孩子食用可以滋养脾胃，促进消化吸收。此外，牛肉中的锌和维生素 A 可以增强免疫力。牛肉是人体补充锌的重要来源，可以帮助人体防范病毒、细菌等有害物质。因此适当进食牛肉，可以增强孩子的免疫力。

如何辨别新鲜牛肉和变质牛肉

新鲜牛肉有光泽感，红色均匀，脂肪洁白或淡黄，外表微微发干或有风干膜，不黏手，弹性好。

变质牛肉外表要么黏手，要么极度干燥，用手指按一下，会留有明显的压痕。

这样搭配更健脾胃

牛肉 + 洋葱 › 补脾健胃
牛肉 + 南瓜 › 健胃益气

这样吃，对孩子脾胃好

1. 牛肉的纤维组织较粗，结缔组织又较多，应横切，将长纤维组织切断，不能顺着纤维组织切，否则不仅不好入味，孩子还嚼不烂。

2. 给孩子吃牛肉的时候，可以配一杯酸梅汤，这样能够缓解牛肉的燥热之性。

菠菜牛肉羹 健脾消食

材料 牛肉 150 克，菠菜 60 克。

调料 盐 4 克，牛骨高汤、水淀粉、酱油各适量。

做法

① 菠菜洗净，焯水，切碎；牛肉洗净，切成末，加盐、酱油搅拌均匀。

② 锅中倒入牛骨高汤，下入牛肉末煮开 3 分钟，放入菠菜段煮至汤沸，加盐调味，用水淀粉勾薄芡即可。

功效 牛肉含锌丰富，孩子常吃可以提高食欲，强壮身体。

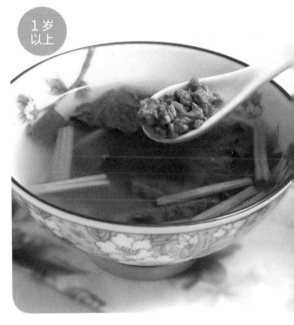

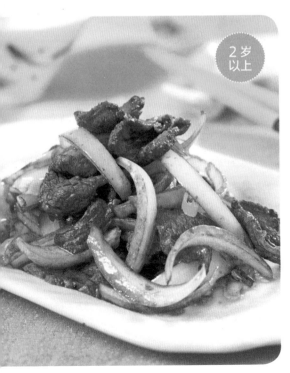

洋葱炒牛肉 增强抗病力

材料 洋葱丝 150 克，嫩牛肉 60 克，鸡蛋清适量。

调料 姜丝、蒜末、葱花、盐、水淀粉各适量。

做法

① 嫩牛肉洗净，切片，加入鸡蛋清和水淀粉拌匀上浆，冷藏 1 小时备用。

② 锅中倒油，烧至六成热时放入上浆的牛肉，煸炒至熟，盛出。

③ 底油烧热，爆香姜丝、蒜末、葱花，倒入洋葱丝，放牛肉片，加盐炒匀即可。

功效 健脾益胃、帮助消化。

第六部分 健脾胃明星食材，孩子常吃身体棒

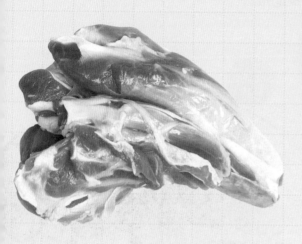

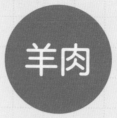

羊肉 暖脾胃，帮助消化

羊肉鲜嫩，营养价值高，是绝佳的食疗保健品，羊肉、羊血、羊奶等均可用于多种疾病的治疗，具有较高的药用价值。羊肉性温，含大量的蛋白质、碳水化合物和热量，具有暖脾胃、助消化的功效，有助孩子健康成长。

性味归经	适合年龄	哪些孩子不宜吃
性温，味甘；归脾、肾经	1岁以上	发热、牙痛、口舌生疮等有上火症状者

羊肉，温养脾胃

《本草从新》中说，羊肉具有"补虚劳，益气力，壮阳道，开胃健力"的功效，能治疗脾胃虚寒所致的反胃、身体虚弱、畏寒等症。从营养学的角度说，羊肉中所含的维生素A，能保护胃肠黏膜，防止胃肠疾患发生；消化酶能保护胃壁，易于消化。孩子适当吃些羊肉对脾胃的发育很有帮助。

如何挑选新鲜的羊肉

1. 新鲜的羊肉肉色鲜红而均匀，有光泽，肉质细而紧密，有弹性，外表略干，不黏手，气味新鲜，无其他异味。

2. 不新鲜的羊肉肉色深暗，脂肪呈黄绿色，外表黏手，肉质松弛无弹性，略有酸味。

这样搭配更健脾胃

羊肉 + 山药 ▸ 益胃平肝

羊肉 + 白萝卜 ▸ 健胃消食、补虚益气

这样吃，对孩子脾胃好

用胡萝卜去膻：炒羊肉时放入一些胡萝卜块，再加入葱姜、料酒一同炒，可去膻味并增加胡萝卜素的营养，能提高孩子的食欲。

羊肉山药粥 温中暖下

材料 羊肉、淮山药各30克，大米50克。

调料 姜片5克，盐2克。

做法

1. 羊肉洗净，切小丁；淮山药洗净，去皮，切丁；大米淘洗干净。
2. 将羊肉块和山药块放入锅内，加入大米、姜片、适量水煮成粥。
3. 取出姜片，加入盐调味即可。

功效 此粥有益气补虚，温中暖下的作用，对孩子胃肠有很好的补益效果，可减少孩子流涎的发生。

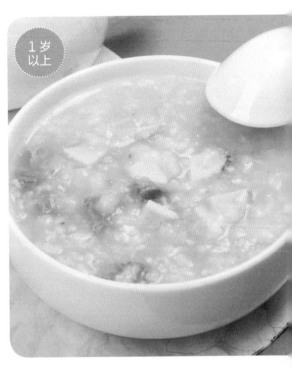

1岁以上

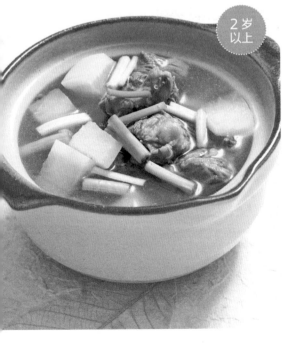

2岁以上

萝卜炖羊肉 温暖脾胃

材料 羊肉100克，白萝卜200克。

调料 葱段、姜片、花椒、盐、香油各适量。

做法

1. 羊肉和白萝卜分别洗净，切块。
2. 砂锅加适量水，将羊肉块、白萝卜块、葱段、姜片、花椒放入，煮开后改小火炖至肉烂，加盐和香油调味即可。

功效 驱寒，暖胃，助消化。

第六部分 健脾胃明星食材，孩子常吃身体棒

175

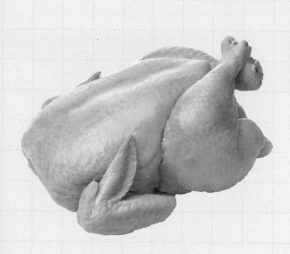

鸡肉

健脾胃、益五脏的"羽族之首"

鸡肉营养价值高，内含蛋白质和钙、磷、铁等元素，容易被孩子吸收和利用，是健脾胃、强身体的佳品。此外，还具有抗氧化和解毒的功效，能改善心脑功能，提高孩子的免疫力，促进其智力发育。

性味归经	适合年龄	哪些孩子不宜吃
性温，味甘；归脾、胃经	1岁以上	有肾炎、胃溃疡的孩子

鸡肉，养护脾胃的"羽族之首"

中医认为，鸡肉有温中补气、补虚填精、益五脏、健脾胃、活血脉，以及强筋骨的功效。其所含的维生素A和维生素C，能保护胃肠黏膜，防止胃肠疾病的发生，因而孩子吃了可以养护脾胃。

如何挑选新鲜鸡肉

新鲜的鸡肉肉质结实有弹性，颜色呈干净的粉红色且有光泽，鸡皮呈米色，并具有光泽和张力，毛囊突出。不要挑选肉和皮的表面比较干，或者含水较多、脂肪稀松的鸡肉。

这样搭配更健脾胃

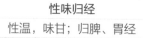

鸡肉 + 板栗 ▸ 补肾益胃

鸡肉 + 玉米 ▸ 温中补脾

这样吃，对孩子脾胃好

鸡肉较科学的吃法是炖汤喝，这样能让鸡肉中的营养充分释放到汤中，不仅可以减轻孩子的脾胃负担，对脾胃好，更利于孩子身体吸收。但是，鸡肉中的蛋白质和营养物质只有一小部分溶到了鸡汤里，所以喝汤的同时也别忘了吃肉。

鸡丝凉菜 健脾胃

材料 熟鸡肉 20 克，胡萝卜、白萝卜各 50 克。

调料 盐、酱油适量。

做法

❶ 将熟鸡肉撕成细丝，胡萝卜、白萝卜煮熟后，切细丝。

❷ 把上述材料拌在一起，加入盐、酱油调味即可。

功效 鸡肉中蛋白质的含量较高、种类多，而且消化率高，很容易被人体吸收利用，有健脾胃、强壮身体的作用，再搭配有"小人参"之称的胡萝卜，营养非常全面。

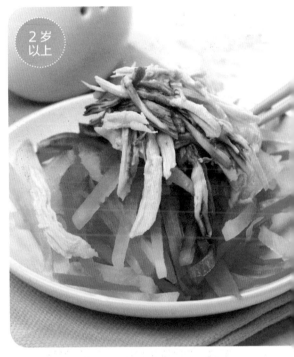

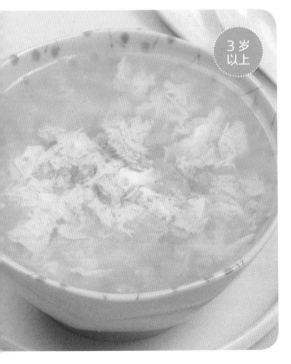

鸡蓉玉米羹 温中补脾

材料 玉米粒 100 克，鸡脯肉 50 克，青豆 30 克。

调料 盐 2 克，水淀粉 15 克。

做法

❶ 玉米粒、青豆分别洗净，沥干；鸡脯肉洗净，剁成鸡肉蓉。

❷ 锅内倒油烧至五成热，放入鸡肉蓉炒散，加入玉米粒、青豆和适量清水煮沸，再加盐调味，并用水淀粉勾芡即可。

功效 鸡肉中含有丰富的蛋白质，且易消化，具有温中益气、健脾胃、强筋骨的功效。

第六部分 健脾胃明星食材，孩子常吃身体棒

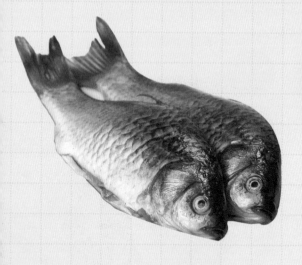

鲫鱼

诸鱼属火，唯鲫鱼属土补脾

明代医学家李时珍曾赞美鲫鱼："鲫喜偎泥，不食杂物，故能补胃。冬月肉厚子多，其味尤美"。鲫鱼能温补脾胃，对于调理孩子的脾胃气虚、食欲不振、消化不良都有作用。

性味归经	适合年龄	哪些孩子不宜吃
性温，味甘；归脾、胃、大肠经	1岁以上	感冒发热的孩子

鲫鱼可健脾利湿、清胃益阴

民间有"鱼生火"的说法，但鲫鱼是个例外，据《本草纲目》记载"诸鱼属火，唯鲫鱼属土"。因为脾也属土，所以鲫鱼能够补脾。

鲫鱼有健脾利湿的功效，对于脾胃虚弱者有很好的补益作用。小孩子脾常不足，对水湿的运化能力有限，如果忽视行水利湿，就容易导致痰湿内阻，津液难以滋养五脏，影响脏腑的正常运作。鲫鱼既利湿又健脾，能有效温中健脾。

鲫鱼清胃益阴，如果孩子因为胃热出现口疮，可以食用鲫鱼调理。

如何挑选新鲜鲫鱼

选购鲫鱼尽量挑选产自江、湖或江湖支流的活水鱼，人工养殖的鲫鱼味道较差。优质活鲫鱼好动、反应敏捷、游动自如，体表有一层透明的黏液，各部位无伤残。

这样搭配更健脾胃

鲫鱼 + 豆腐▶补虚，健脾益胃
鲫鱼 + 冬瓜▶健脾利湿，清火

这样吃，对孩子脾胃好

鲫鱼豆腐汤是民间常用的最佳吃法之一，能够健脾益胃，补虚，增强抗病力，很适合孩子食用。

鲫鱼冬瓜汤 健脾暖胃，利尿

材料 鲫鱼 300 克，冬瓜 150 克。

调料 盐、葱段、姜片、香菜末各适量。

做法

① 鲫鱼去磷、鳃和内脏，洗净，控水；冬瓜去皮除籽，洗净，切薄片。

② 油烧热，先下葱段、姜片，待爆出香味时，放入鲫鱼煎至两面黄时，加盐后加 600 毫升凉水煮沸。

③ 盛入砂锅内，加冬瓜片，小火慢煨约 1 小时，至鱼汤呈奶白色，放入香菜末即可。

用法 佐餐食用，食鱼肉、喝鱼汤。

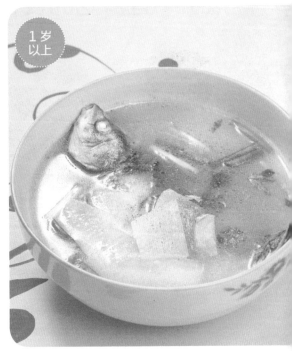

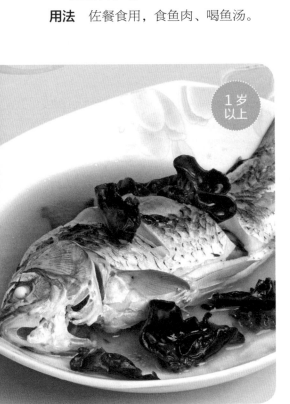

清蒸鲫鱼 补养脾肺肾

材料 水发木耳 60 克，鲫鱼 1 条。

调料 盐、白糖、姜片、葱段各适量。

做法

① 将鲫鱼去鳃、内脏、鳞后洗净，在鱼身两侧各划两刀；水发木耳去杂质，洗净，撕成小朵。

② 将鲫鱼放入碗中，加入姜片、葱段、白糖、盐，覆盖木耳，上蒸笼蒸 8 ~ 10 分钟后取出，去掉姜片和葱段即可。

功效 鲫鱼可健脾益胃、补肺，木耳可补肾、增强抵抗力。

第六部分 健脾胃明星食材，孩子常吃身体棒

179

孩子不宜多吃的食物有哪些

蛋糕

蛋糕是高热量、高脂肪的食品，孩子长期食用会引起肥胖。

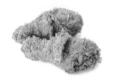

油炸食品

油炸食品热量很高，孩子长期食用会引起肥胖。

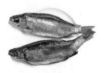

咸鱼

10岁前经常吃咸鱼，成年后患癌症的概率比一般人高30倍。

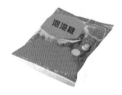

泡泡糖

其中的塑化剂含有微毒，其代谢物苯酚对人体有害。

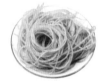

粉丝

常吃粉丝会发生铝中毒，导致孩子行为异常、智力下降、免疫力下降、反应迟钝、骨骼生长受阻等。

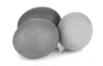

鸡蛋

吃多容易造成营养过剩，还能增加胃肠、肝、肾的负担，引起功能失调。每天不宜超过2个。

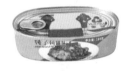

罐头

罐头食品多数采用焊锡封口，焊条中的铅含量颇高，孩子长期食用可能会引起铅中毒。罐头食品一般含钠量高，多食还可能导致血压升高。

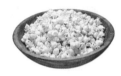

爆米花

爆米花含铅量很高，儿童常吃多吃易出现慢性铅中毒症状，造成食欲下降、腹泻、烦躁、牙龈发紫、生长发育迟缓。

方便面

方便面含有对人体不利的食用色素和防腐剂等，易造成儿童营养失调。

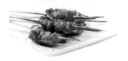

烧烤

儿童常吃羊肉串等烧烤食物，会使致癌物质在体内积蓄，从而使成年后患癌症的概率增加。

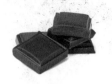

巧克力

食用过多会使中枢神经处于异常兴奋状态，产生焦虑不安、心跳加快的症状，还会影响食欲。

碳酸饮料

碳酸饮料摄入过量不但会影响体内钙的吸收，导致骨骼发育缓慢，还可能影响中枢神经系统，儿童不宜多喝。

第七部分

孩子身体有"妙药"，按按捏捏脾胃好

给孩子做推拿好处多

常给孩子做推拿，增强免疫力

有的孩子为什么能够强壮如虎，有的孩子却总是体弱多病，这是因为孩子免疫力高低不同造成的。

◉ 什么是免疫力

什么是免疫力呢？人们通常把人体对外来侵袭、识别和排除异物的能力称为"免疫力"。中医认为人体所蕴藏着的对疾病的防御能力——正气，即为免疫力。

◉ 现在的孩子为什么免疫力低

现在的孩子为什么免疫力低呢？中医认为是因为体内阴阳不平衡造成的。很多家长担心孩子长不高、长不快，认为增强体质就要多吃肉，于是各种营养丰富、高热量的食品统统上桌，可孩子吃进去的食物却在肠胃积滞，超出脾胃消化能力，伤阴伤血。再加上饭前饭后食用大量寒凉水果，比如香蕉、梨、火龙果等寒凉类食物损伤阳气。时间一久，孩子的脾胃就会阴阳失衡、气血两虚，免疫力就会降低。

◉ 调节孩子的免疫力，应从调理脾胃开始

很多情况下，孩子的病都是脾胃功能失调引起的，比如感冒反复发作就是因为脾胃虚弱、正气不足造成的。所以，调节孩子免疫力应从调理好脾胃开始。常做推拿可以扶助阳气、保护脾胃。

这些问题家长最关心

问 孩子晚上不好好睡觉，做推拿能够帮助改善吗？

答 如果你的孩子不好好睡觉，可以哄他躺下来，一边给他讲故事，一边给他做推拿。不经意间就会把孩子的经络完全舒展开，让孩子精神放松，不知不觉进入梦乡。
给孩子刚做完推拿，身体的适应力会有所下降。如果这个时候受风，可能会因为着凉而引发感冒。所以，推拿之后不能洗澡不能吹风，要让孩子安静地休息。

睡前是给孩子做推拿的良机

睡前是孩子保健养生的最好时机。入睡前，孩子洗完澡和爸爸妈妈在床上玩，这时候妈妈可以轻轻握住孩子的手，在孩子手上捏捏揉揉，在肚子上按按捏捏。爸爸可以在旁边为孩子讲故事，唱儿歌，逗孩子开心地笑。这个过程既能增强孩子的体质，又能享受家庭的温馨气氛，缓解孩子的身体不适。

● 睡前捏一捏，孩子睡觉香

良好的睡眠是保证孩子体格及神经发育的必要条件。妈妈睡前给孩子捏一捏，能更好地促进孩子血液循环，有效缓解孩子活动一天后的疲劳，使孩子全身放松。同时，也能达到安神定志、消食导滞的作用。在妈妈双手的呵护下，孩子可以安心入睡，夜晚啼哭频率减少，睡得快、睡得香。

● 白天没空，睡前推拿，增进亲子感情

职场妈妈由于工作忙、时间紧，白天抽不出时间来给孩子做推拿，可在晚上睡觉前给孩子按按捏捏，不仅能帮助孩子预防疾病及增强抵抗力，同时也能增进妈妈与孩子之间的感情，是一种很好的亲子互动。

● 推拿无副作用、很安全，父母不用担心

有些父母认为孩子皮肤娇嫩、骨节柔软，不敢推拿，就怕一按一捏伤着孩子。其实，推拿手法一般很安全。小儿推拿是绿色自然疗法。轻柔的手法只会促进孩子神经系统的发育，不会对孩子的机体产生副作用。家长在实际操作过程中只要注意找准穴位，手法轻柔、用力适中，就不会伤害孩子的身体。

● 孩子好动不配合，可睡着后再捏

有的孩子生性好动，不喜欢被固定，不喜欢在身上揉捏。这时妈妈不要焦虑，可以等孩子睡着了再推拿。孩子在睡着后做推拿，妈妈要注意以下几点。

1 应在饭后或喂奶后 30 分钟再进行。

2 推拿后 30 分钟内不宜喂奶，以防溢奶。

3 推拿手法要轻柔，以不影响孩子的正常睡眠为好。

4 推拿的时间不宜过长，每次 20~30 分钟即可。

给孩子做推拿前，要做好准备

● 室温要适宜

　　室内要保持空气流通、环境洁净，并保持适宜的湿度和适宜的温度。而且，推拿时不要给孩子脱光衣服。夏天，温度过高的时候，大部分家庭都会选择开空调，许多父母就担心，空调房里能否做推拿，或者吹电风扇时能否推拿。其实，在相对恒温的室内，只要避开风口，推拿是没问题的。

● 父母要修剪指甲

　　为了避免划伤孩子皮肤，父母需要把指甲修剪得短并圆润一些。有一个孩子的妈妈给孩子捏脊3周了，孩子还说后背痛。这种情况很少见，通常，孩子的经络很通畅，生病时会明显疼痛，但一般推拿1周就会改善。后来我发现，她的指甲一直没有修剪到位，所以每次指甲都会掐到孩子的肉。给孩子做推拿时，可以先在成人身上试试力度，以免将孩子弄疼。

● 哪些情况下宜做推拿

　　在孩子体质虚弱时，包括消瘦、营养不良、胆怯体弱等，疾病前期或疾病潜伏期、亚健康状态，推拿可预防疾病的发生；在易感时段、易感环境，做推拿可预防疾病的发生；季节交替或气候异常情况下，推拿可增强免疫力；学习紧张期，推拿可舒缓学习压力；疾病状态下，推拿有利于康复；病愈后，推拿有利于减少复发。

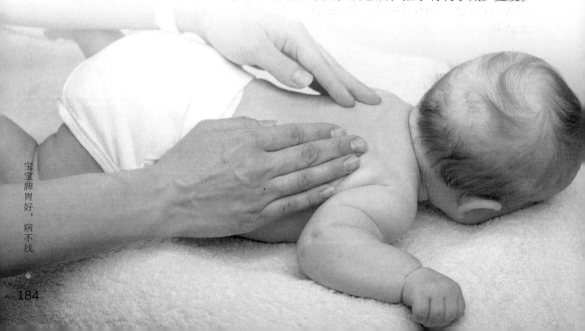

孩子有特定的推拿穴位，和大人不一样

虽然小儿推拿的原理和成人推拿原理一样，都是以刺激穴位、疏通经络作为治病保健的基础。但是，小儿推拿还有它的特殊性，即除了常用的十四经穴和经外奇穴与成人相同外，大多数为小儿推拿特定穴。这些穴位形态呈"点""线""面"状，多分布在肘关节以下和头面部，并以两手居多。

◉ 孩子的五个手指分别对应脾、肝、心、肺、肾

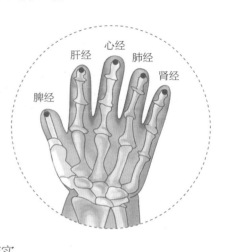

小儿推拿中孩子的五根手指头分别与脾、肝、心、肺、肾密切相连，推拿五根手指头有调理五脏的效果。五根手指头对应的顺序分别是：大拇指对应脾经——常给孩子推大拇指，可以增进孩子食欲；食指对应肝经——常给孩子推食指，可以清泻孩子体内多余的肝火；中指对应心经——按揉孩子中指，有宁心安神、促进睡眠的功效；无名指对应肺经——轻揉孩子无名指，可以培补肺气，使孩子不轻易感冒；小指对应肾经——按揉孩子小指，能够补肾强体，让孩子身体结实。

◉ 孩子穴位不仅有点状的，还有线状、面状的

这些特定穴位分布在全身各处，既有穴位点，也有随经络走向呈现出线状结构的，还有随着身体区域性反应而呈现出面状的。如一窝风穴、二扇门穴、小天心穴等都是点状的；三关穴、天河水、六腑穴等都是线状的；板门、胁肋都是面状的。

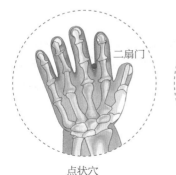

点状穴

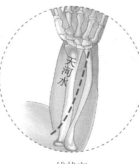

线状穴

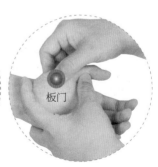

面状穴

小儿推拿应注意的 8 个细节

细节 1：准备推拿介质和消毒用品

给孩子做推拿前，一般要准备各种推拿介质（如清凉油、生姜汁等）及消毒清洁用品。

细节 2：推拿的室内环境要干净舒适

推拿环境要整洁干净，舒适安静，空气流通，温度适宜，避开无关人员走动。

细节 3：父母情绪不佳时，不要给孩子做推拿

给孩子做推拿是一种爱的传递，要让孩子感受到你的爱。所以，这就需要父母有良好的身心状态。当父母情绪不好时，不要给孩子做推拿，先调整好自己的身心状态再做。

细节 4：光线不要直射

推拿时的光线不要太强，尽量不要直射孩子眼部，最好是用反射光线，这样会让孩子有安全感，推拿时舒服又开心。

细节 5：推拿平台的高度要适中

可以在较硬的床上、桌面或地板上推拿，注意高度要调节好，避免父母给孩子做了推拿，自己却落下腰痛的毛病。

细节 6：天气寒冷时，要保持两手温暖

天气寒冷时，父母给孩子做推拿要保持两手温暖，搓热双手后再推拿，避免孩子因不良刺激产生不适和恐惧。

细节 7：推拿时，先用柔和手法

给孩子做推拿时，一般应先用柔和手法，争取孩子的配合，然后再按处方要求调治。

细节 8：每次推拿前后，都要清洗双手

给孩子每做一次推拿，父母都要在推拿前后认真清洗双手，保持清洁，避免细菌感染。

小儿推拿的适宜证和禁忌证

适应证

小儿推拿适用的范围较广。从年龄上看，适合0~14岁的儿童。小儿推拿不仅能治病，还能起到预防疾病、强身健体的效果，如促进孩子生长发育，强体健脑，提高食欲、帮助消化吸收，提高孩子的免疫力和抵抗力。

从适应证方面看，临床效果较为显著的，包括一般发热类疾病和急慢性惊风、消化不良、呕吐、泄泻、便秘、腹胀、腹痛、痢疾、积食、疳症、咳嗽、夜啼、遗尿、腮腺炎、口疮、多动症、生长痛等常见病和疑难杂症。

禁忌证

小儿推拿属于外治疗法，安全可靠，适用范围广，疗效显著，容易被孩子和家长接受。但是为防止发生意外，必须严格掌握其禁忌证。

某些急性传染病，如水痘、重度病毒性肝炎、肺结核、猩红热等，出血性疾病及正在出血的部位，骨与关节结核和化脓性关节炎，烧、烫伤和皮肤破损的局部，各种皮肤病患处，骨折早期，严重的心脏、肝、肾疾病，各种恶性肿瘤的局部等，以上这些情况都不宜做推拿。

10 大特效穴，强壮孩子脾胃

脾经：强健孩子脾胃，补气血

提到孩子脾虚，家长都会想办法为孩子补脾。孩子能够接受的调理方法，其中一个是食补，另一个就是推拿疗法了。

◉ 给孩子补脾，在拇指上做推拿就可以

孩子的拇指对应脾经，家长常给孩子推拿拇指，称为推脾经。推脾经又分为补脾经和清脾经。补脾经可以增进孩子食欲，清脾经能够改善孩子因消化不良造成的积食。

◉ 脾经的精准定位

大拇指桡侧缘，从指尖至指根成一直线。

◉ 补脾经，改善孩子的消化能力

通过在孩子的拇指上做推拿，可以补脾经，给孩子补脾气、助运化，对于平时身体素质比较好的孩子，能起到保健作用；而对于消化功能不佳的孩子，不仅能增强体质，还可以改善厌食、乏力等症状。

补脾经的方法：用拇指指腹从孩子的拇指指尖向指根方向直推脾经 100~200 次。

◉ 清脾经，缓解积食、长口疮

如果孩子出现积食、长口疮等问题，用清脾经的方法能起到独特的效果。

清脾经的方法：用拇指指腹从孩子拇指指根向指尖方向直推脾经 100~200 次。

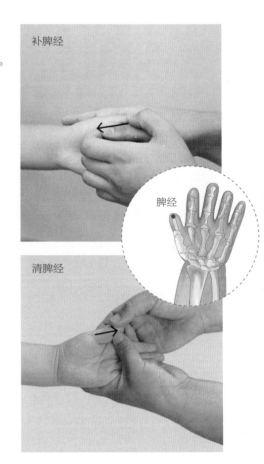

补脾经

脾经

清脾经

胃经：孩子随身携带的"健胃消食药"

扫一扫，看视频

经络与穴位就好像人体的"天然药房"，可以帮助我们防病保健、祛病强身，而且还无毒副作用。胃经就是孩子身上的"天然健胃消食片"，既绿色又不花钱，最重要的是，定期的推拿不仅能治病，还可以增强孩子的免疫力，促进身高增长。

◉ 推胃经，调理消化系统疾病

"胃经"穴名出自清·熊应雄所著的《小儿推拿广意》，在小儿推拿临床应用非常广泛，主要用于治疗消化系统疾病，如泄泻、恶心呕吐、便秘、厌食、积滞、口臭、牙痛等症，也可用于治疗其他疾病伴有胃肠道症状者。

◉ 胃经的精准定位

大鱼际外侧，赤白肉际之间。

◉ 清胃经，和胃泻火

对于孩子胃气上逆引起的呕吐，胃火上炎引起的便秘、口臭等，可以用清胃经的方法，能和胃降逆，泻胃火，除烦止渴。

清胃经的方法： 用拇指指腹从孩子大鱼际外侧缘掌根处直推向拇指指根100 ~ 200 次。

◉ 补胃经，健脾补虚

对于孩子脾胃虚弱引起的积食、厌食，需要健脾助运的方法。

补胃经的方法： 用拇指指腹从孩子的拇指指根推向大鱼际外侧缘掌根处，推 100 ~ 200 次。

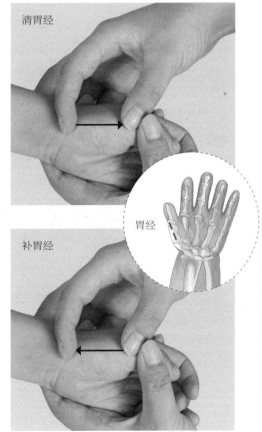

清胃经

补胃经

胃经

板门：开胃口，吃饭香

孩子吃饭不香、消化不好，这是许多家长面临的棘手问题。遇到这些情况，可以按揉孩子的板门穴调理，让孩子吃饭变香。

◉ 板门，脾胃之门

板门被称为脾胃之门，几乎所有消化系统疾病都可以找板门调理。推拿板门，通常有揉、推两种方法，每种方法都有不同的调理效果。

◉ 板门的精准定位

拇指根下方的大鱼际表面，双手拇指近侧，在手掌肌肉隆起处。

◉ 揉板门，调理孩子不想吃饭、腹胀

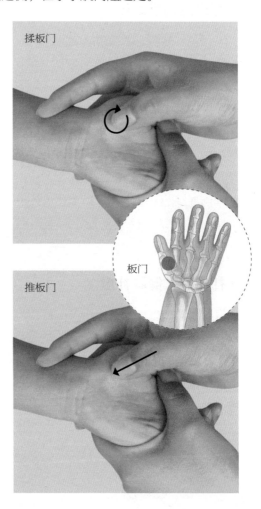

揉板门

因为孩子脾常不足，积食是常有的事情，爸爸妈妈可以时常给孩子揉一揉板门，对脾胃的保健效果很好，而且没有副作用。如果孩子不想吃饭、腹胀，更要好好揉板门。

揉板门的方法：用拇指（或中指）指腹揉孩子大鱼际，手法不要太重，每次揉 3～5 分钟，每日 1 次。适用于日常保健和一般的消食化积。

板门

◉ 推板门，止呕止泻效果佳

推板门

如果横推板门，依据方向不同，还有止泻或止呕的作用。

推板门的方法：用拇指指腹从孩子的大鱼际推向腕横纹，用于止泻；用拇指指腹从孩子的腕横纹推向大鱼际，用于止呕。每次推 80～100 下。

四横纹：消积化痰，调和气血

孩子积食了，手上还有一个调理积食的特效穴位——四横纹。四横纹具有消食导滞的功效。经常按一按，孩子不容易因积食引起发热。

◉ 四横纹，小儿食积的特效穴

四横纹，出自《小儿按摩经》："推四横纹，和上下之气血，人事瘦弱，奶乳不思，手足常掣，头偏左右，肠胃湿热……"现在应用与其记载大体相同，多用于调理小儿食积积滞、厌食等症。

◉ 四横纹的精准定位

食指、中指、无名指、小指掌第一指间关节横纹处。

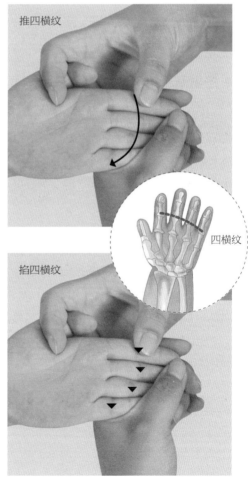

推四横纹

掐四横纹

四横纹

◉ 推四横纹，行气消胀

推四横纹能调中行气、消胀，可调理脾虚积食引起的腹胀、便秘。

推四横纹的方法：将孩子左手四指并拢，以拇指指端桡侧面着力，从食指横纹滑向小指横纹，来回推动，操作100次。

◉ 掐四横纹，清热除烦

掐四指横纹能退热除烦，可调理孩子积食引起的发热。

掐四横纹的方法：用拇指指甲分别掐四横纹各5次，称掐四横纹。还可以结合两种推拿手法，掐揉四横纹，即掐1次揉3次。

三关：补虚散寒，温补肺气

冬春季节交替时，感冒的孩子就会很多。这通常是由于孩子肺气不固导致的，需要给孩子固护肺气，从而抵御自然界的寒气。给孩子推三关，温补散寒的效果非常好，可以说，相当于调治风寒感冒的药，每天给孩子推拿三关穴，可以预防感冒。

◉ 三关，温补脾肺两脏

三关可补一切阳气虚弱，对孩子薄弱的脾、肺两脏有很好的温补作用，很适合平时脾肺气虚的孩子。

◉ 三关的精准定位

三关位于前臂桡侧，腕横纹（阳池）至肘横纹（曲池）成一直线。

◉ 冬春两季推三关，有效祛除寒气

在冬春两季给孩子推三关，可以帮助孩子祛除体内的寒气，抵御外界寒邪入侵。如果孩子有晨起咳嗽、流清鼻涕的表现，一般是夜里受寒所致，这时给孩子推三关，效果很好。

另外，三关有发汗的作用，当孩子因为风寒感冒发热时，推三关是最合适的，不仅可以散寒，还能够发汗退热。

推三关的方法：家长一手握住孩子的手，另一手用拇指桡侧或食指、中指二指指腹从腕横纹（手腕）向上推，直到肘横纹（肘窝），推3~5分钟。

一定要注意：方向必须是从下（腕）向上（肘），千万不能相反，也不能来回推。方向相反，起不到散寒的作用。

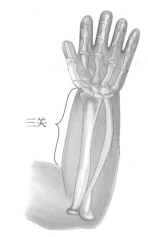

三关

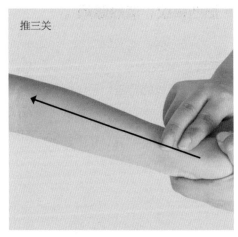

推三关

扫一扫，看视频

内八卦：调理脾胃，防咳喘

孩子手心有一个能够平衡阴阳的重要穴位，那就是内八卦。古人称此穴相当于"调中益气汤"，足可见其非一般也。内八卦是一个圆形的穴位，在这一圆圈中，包含了八卦的八个方位，这八个方位的作用各有不同。不过，现在一般是顺时针或逆时针转圈按摩，不再讲究各个位点的具体作用。

◉ 内八卦，开胸利气、祛痰化积

按摩内八卦可调整气机，使人体的清气上升，浊气下降，达到体内脏腑的动态平衡。内八卦理气作用较强，有利于肺脏的呼吸功能，平时给孩子按摩一下内八卦，不仅可以化痰，而且对轻微的咳嗽、气喘也有好处。

◉ 内八卦的精准定位

手掌面，以掌心（内劳宫）为圆心，从圆心到中指指根横纹的 2/3 为半径所做的圆。

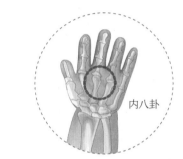
内八卦

◉ 运内八卦，脾胃和，不咳喘

运内八卦，有顺气化痰、平衡阴阳的功效。主要调理孩子气逆胸闷、呕吐、容易咳喘等问题。

运内八卦的方法： 沿入虎口方向（逆时针方向）运，称逆运内八卦；沿出虎口方向（顺时针方向）运，称顺运八卦。平时做保健按摩时，顺运、逆运各 1 分钟，重复操作。如果孩子有轻微咳嗽、咳痰、气喘、腹胀等症状，则以顺运为主。体内有火者，则以逆运为主。

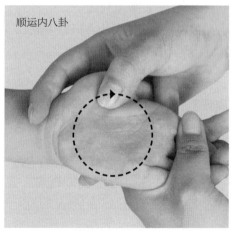
顺运内八卦

◉

扫一扫，看视频

中脘：消食和中，健脾胃

中脘穴是孩子体内的"万能胃药"。因为孩子身体里的六腑之气都汇集在中脘穴，它既是胃的募穴，又是八会穴的腑会，和胆、三焦、小肠、大肠的关系都很密切。中脘穴位于剑突下至肚脐连线的中点，和脾胃所在之处不谋而合。所以，凡是和脾胃有关的疾病一般能用中脘来调理。

◉ 脾胃运化失调，按揉中脘就有效

引起孩子脾胃病的原因有很多，大部分是由于饮食不节，还有一部分是因为先天脾胃虚弱，导致脾胃运化功能失调，使得乳食停滞在中脘，气机阻滞不行，需要消食导滞、健脾和胃。按摩中脘穴可宽胸理气、强健脾胃、促消化。

◉ 中脘穴的精准定位

肚脐上4寸，即剑突下至肚脐连线的中点。

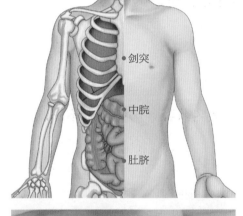

剑突
中脘
肚脐

◉ 揉中脘，促进孩子消化吸收

揉中脘可健脾和胃，消食止胀，调理孩子胃痛、腹胀、呕吐等。

揉中脘的方法：用食指、中指二指或掌根揉中脘3~5分钟。

这些问题家长最关心

问 孩子晚上吃饭比较多，睡觉时不安宁，可以借助穴位推拿来调理吗？

答 中医讲"胃不和则卧不安"，睡前按揉中脘穴2~3分钟，可以和胃降逆，让孩子睡得更加安稳。有时间的话，最好每天早晚各做1次。

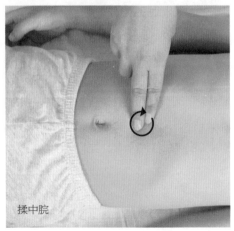

揉中脘

扫一扫，看视频

神阙：消食化积，增强体质

我们说"神"是心灵的生命力，"阙"是君主所在城池的大门，所以神阙又有"命蒂"之称，是人体的长寿大穴。经常按摩神阙穴可使人体真气充盈、精神饱满、体力充沛、面色红润，并对腹痛、肠鸣等有独特的疗效。

◉ 神阙——固本培元、增强小儿体质的要穴

神阙穴就是肚脐，把手掌贴在孩子的肚脐上揉一揉，不但会使孩子很舒服，还能促进身体、智力发育，让孩子更强壮、更聪明。

◉ 神阙穴的精准定位

神阙穴位于肚脐正中。

◉ 按揉神阙，可以消积泻浊、缓解腹胀

按揉神阙穴有消积泻浊的作用，可以缓解腹胀、腹痛等症状，这就是肚子难受揉一下就舒服了的医学原理。平时给孩子按摩，并不拘于肚脐，可以扩展到整个腹部，称为摩腹。摩腹有很好的调理肠道作用，对促进消化很有益处。

按揉神阙穴的方法：先把手掌搓热，贴在孩子肚脐上，轻轻揉一揉，稍稍带动皮肤即可，速度不要太快，每分钟 30 下左右，每次揉 3 分钟即可。

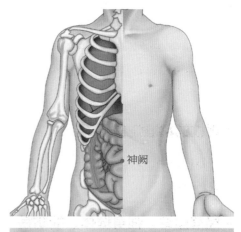

神阙

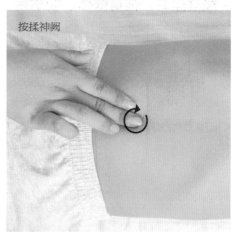

按揉神阙

第七部分　孩子身体有『妙药』，按按捏捏脾胃好

195

扫一扫，看视频

捏脊：促进发育，提高抵抗力

孩子在逐渐长大的过程上，需要妈妈的抚摸，也需要与妈妈交流。每天早晨用 3~5 分钟为孩子捏捏脊，会给孩子的身体、心理带来很大的好处。

☙ 捏脊可调理脏腑功能，促进孩子生长

捏脊是指顺着脊柱两侧提捏背部的皮肤。人体背部正中为督脉，督脉两侧为足太阳膀胱经的循行路线。督脉和膀胱经是人体抵御外邪的第一道防线。捏脊，可以疏通经络，调理脏腑功能，尤其是对胃肠功能有很好的调节作用。捏脊还会大大刺激人体脊柱两侧的肌肉，促进气血运行、改善脏腑功能，达到防病、治病的目的。

☙ 脊柱的精准定位

后背正中，整个脊柱，从大椎至长强成一直线。

☙ 经常捏脊，强身健体、能防病

经常捏脊，能促进孩子生长发育，强身健体，预防多种疾病。

捏脊的方法：不需要工具，在家就能操作。操作时让孩子趴在床上，家长用拇指指腹和食指中节靠拇指的侧面自下而上提捏孩子脊旁 1.5 寸处。

通常捏 3~5 遍，每捏 3 下将背脊皮肤提 1 下，称为"捏三提一法"。

这些问题家长最关心

问 给孩子捏脊时，需要注意什么？

答 1. 捏脊的走向一定是从下到上，不能反过来，也不能来回操作。
2. 操作时捏起皮肤的多少和提拿力度要适当，以能轻松顺利推进为度。推拿的速度要快而流利，向前推进时，要走直线，不能歪斜。

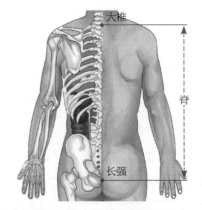

大椎

脊

长强

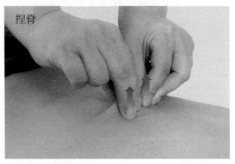

捏脊

足三里：补益脾胃，强身健体

扫一扫，看视频

足三里是有名的强壮穴，对孩子的成长有很好的补益作用。中医有"要使小儿安，三里水不干"的说法，是指用化脓灸法对孩子的足三里穴进行艾灸，达到祛病健身的目的。推拿足三里同样有很好的保健作用，平时在家，常给孩子按揉足三里穴，同样也能取得健身防病的效果。

"肚腹三里留"

《四总穴歌》中有一句话"肚腹三里留"，如果孩子有消化不良的早期症状，如不想吃饭、腹胀、恶心，按一按足三里，就能有效促进消化、增进食欲。

足三里的精准定位

足三里穴位于外膝眼下3寸，胫骨旁开1寸处。可以让孩子站立，弯腰，把同侧的手掌张开，虎口围住膝盖外缘，四指直指向下，食指按在胫骨上，中指尖所指的位置就是足三里。

按揉足三里，健脾胃，长高个

按揉足三里有补益脾胃、健胃消食、强壮身体的作用，尤其适合脾胃虚弱的孩子做日常保健，对于发育不良、营养不良、感冒、虚喘等病症有很好的预防和治疗效果。

按揉足三里的方法：用拇指指腹按揉两侧的足三里穴，揉3下按1下，每侧按揉100~200次。如果是日常保健，按揉的力度可以轻柔一些；如果孩子有积食症状，按揉的力量要稍重一些，时间也可以适当长一些。在按揉足三里的同时，还可与捏脊、摩腹配合使用，这样效果更好。

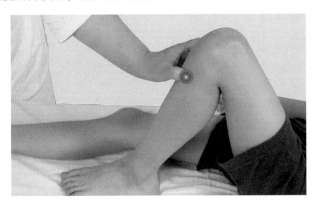

第七部分　孩子身体有「妙药」，按按捏捏脾胃好

怎样快速找准孩子的穴位

　　穴位是腧穴的俗称，又称气穴，"腧"通"输"，有传输的意思，穴即空隙。

　　穴位推拿可以调和脏腑、疏通经络、平衡阴阳、促进气血畅通，从而保证身体健康。取穴的方法很多，以被推拿者的手指为标准来取穴的方法，称为"手指同身寸取穴法"。因个人手指的长度和宽度与其他部位存在一定的比例，所以可用被推拿者本人的手指来测量定穴。一般来说，手指同身寸取穴法是常用的、简便的取穴方法。

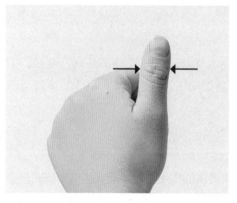

1 寸
以被推拿者用拇指指关节的横度作为 1 寸

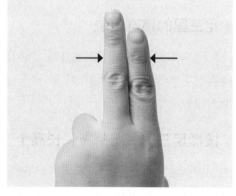

1.5 寸
以被推拿者食指和中指并指的横度作为 1.5 寸

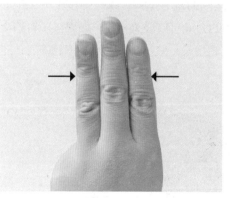

2 寸
以被推拿者食指、中指和无名指并指的横度作为 2 寸

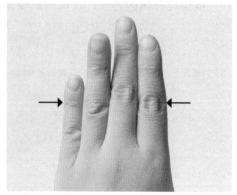

3 寸
又称"一夫法"。是被推拿者将食指、中指、无名指、小指并拢，以中指中节横纹处为准，四指横度作为 3 寸

第八部分

养好孩子脾胃，从生活细节做起

饮食细节

"软、热、少"对脾好；"硬、冷、多"脾易病

当下有不少孩子喜欢吃冷、硬的食物，还吃很多。常见到有的孩子手里拿一包方便面，捏碎了放嘴里干嚼；有的孩子四季都吃冷饮；还有的孩子碰上对胃口的食物就吃到撑。其实，这些都违背了中医养儿、护儿的法则，对孩子的生长发育很不利。

◉ 名医传下来的"养子法"

中医古籍《活幼便览》一书中提到了养子之法，里面说到"吃热、吃软、吃少则不病，吃冷、吃硬、吃多则多病。忍三分寒，吃七分饱，频揉肚脐：一要背暖，二要肚暖，三要足暖，四要头凉，五要心胸凉"。

◉ 食物"硬、冷、多"有什么不好

吃过硬的食物，孩子就像是吞下去一堆石头，脾胃会非常难受；喝冷饮过多，就像给脾胃当头浇下一盆凉水，孩子体内就会生寒；吃得太多则相当于虐待孩子的脾胃，开始还只是消化不良，时间久了，孩子就会因脾胃虚、吸收不好而体弱多病。

◉ 适合孩子脾胃的食物才是最好的

孩子的脾胃对食物是有选择的，喜欢喝粥，吃软一点的食物，而且东西凉了脾胃也不喜欢。另外，孩子吃得太多，胃撑得慌，蠕动起来就比较困难了。所以孩子少吃一点，才会充分地吸收食物的营养，对健脾益胃有帮助。

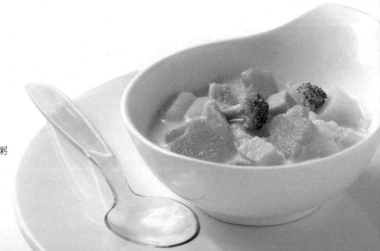

软、热食物更养孩子脾胃，喝粥
对孩子健康有益

乳贵有时，食贵有节

孩子生病的一个主要原因是食积，食积产生的一个主要因素就是吃多了。养护孩子，要坚持"乳贵有时，食贵有节"的原则。

● 乳贵有时：给孩子喂奶要有时间规律

"乳贵有时"，指的是给孩子喂奶要有时间规律。母乳是 6 个月以内婴儿最理想的天然食品，是任何其他食物都无法替代的。母乳喂养应遵循"按需哺乳"的原则。当宝宝开始哭啼，或是妈妈认为到时候了，再开始给宝宝喂奶。除了白天要给宝宝喂足够次数的奶，妈妈们还应该在夜间给宝宝喂一定的奶。这样按需哺乳，宝宝才会更健康。

给孩子喂奶的规律需要妈妈去摸索。1 个小时喂 1 次，2 个小时喂 1 次，还是 3 个小时喂 1 次？有的妈妈产乳丰富，孩子很容易一次吃饱，这就需要间隔时间长些；反之，则需要间隔时间短些。

● 食贵有节：吃饭要有节制，不要吃得太多

孩子 3 岁以后，就要养成三餐定时，规律饮食的习惯。家长要为孩子的饮食把关，做到"食贵有节"。首先，不能吃得太饱；其次，食材的选择要有原则，天然的、应季的、营养丰富的食物要多吃，油炸食品、垃圾零食要尽量少吃，最好不吃。在此基础上，可以适当多吃一些健脾消食的食物，如红枣、山药、山楂等，将这些常见的食材放入孩子的日常饮食中，有很好的保健防病效果。最重要的是，千万不要让孩子养成偏食的习惯，偏食会损伤孩子的脾胃。

● 预防食积小妙方：苹果山楂红枣水

如果孩子吃多了，感觉到腹胀的话，可以用苹果、山楂、红枣一起煮水给孩子喝。

材料 苹果 50 克，山楂、红枣各 10 克，冰糖适量。

做法

① 苹果洗净，切块；山楂洗净，切小块（或用干山楂片）；红枣洗净，去核，撕成小块。

② 将苹果、山楂、红枣放在清水锅中，炖煮 30 分钟，加冰糖再煮 2~3 分钟即可。

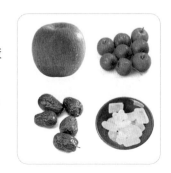

功效 苹果健脾胃，山楂健脾消食，红枣补益气血，冰糖清胃火。四物合用，可预防孩子积食。

鱼生火，肉生痰，青菜豆腐小儿安

正处在生长发育阶段的孩子，任何营养都不能缺乏，所以孩子的食谱应该丰富多样。现在许多父母是什么贵就给孩子吃什么，每顿离不开鱼、虾、肉。这是一种不科学的饮食观念。

◉ 为什么说"鱼生火"

有不少家长认为，鱼在寒凉的水里生存应该是性寒的，为什么说吃鱼还会"生火"？古医家认为："诸鱼在水，无一息之停，皆能动风动火""至阴之物，阴极则阳复"。虽然鱼在水里寒湿的环境中生活，但肌体要产生足够的热才能抵御寒冷，并不停地游来游去，所以鱼反而是热性的，吃鱼就容易上火。

民间将鱼称之为"发物"，婴幼儿时期身体内分泌的系统还没有发育完善，各种酶的分泌还没健全，过早接触"发物"会引起致敏反应，还容易生湿疹和疮。

◉ 吃肉多为什么会发胖

名医李时珍在《本草纲目》中讲道："凡猪肉能闭血脉，弱筋骨，虚人肌，不可久食。"过多食用肉类，会导致体内津液代谢失常，产生痰浊。如果不及时调理，时间长了孩子就会出现地图舌、手脚心热、睡觉不安等一系列阴虚火旺的体征。

多吃肉生湿多痰，湿在体内是水肿。所以吃肉多会发胖，而且是臃肿的虚胖。这样的孩子免疫力低，抗病能力弱，爱感冒、咳嗽，就是所谓的"易感儿"。

◉ 青菜豆腐营养健康

青菜是指新鲜绿色蔬菜，其中含有人体所需要的多种维生素，因此多食青菜有益于身体健康。豆腐不但含有铁、钙、磷、镁等人体必需的多种矿物质，还含有丰富的优质蛋白质。豆腐为补益清热养生食品，常食可补中益气、清热润燥、生津止渴、清洁肠胃。将青菜与豆腐这两种简单又便宜的食物搭配在一起，能给孩子提供较丰富的营养。当然，也不能片面地理解为不给孩子吃鱼和吃肉，均衡的膳食结构才是保证身体健康的基础。

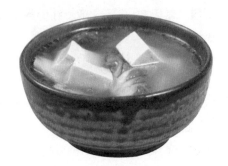

孩子要康泰，少喝饮料多喝水

古代的先人都认为，水是生命之源、健康之本，水为百药之首。它与人的生命和健康息息相关。无论是孩子还是大人，适量的喝水可保障肠胃正常的消化功能，有助于排除人体内的毒素。

李大夫医案

千万别让孩子以饮料代水

我曾经遇到一位妈妈，领着一个5岁的男孩，孩子怀里抱着一瓶可乐，喝完后，又嚷嚷着要喝橙汁，那位妈妈就给他买了一瓶橙汁，一会儿又说橙汁不好喝，要喝红牛，妈妈二话不说给孩子买了一罐红牛。

后来，我告诉孩子的妈妈：首先饮料喝多了必然增加胃肠的负担，引起消化功能的紊乱，从而导致消化系统的疾病。其次，孩子胃的容量有限，饮料喝多了，尤其在饭前喝甜饮料，必然影响孩子的食欲和进食量，影响孩子对所需营养素的全面摄取，久而久之便会造成营养失调或营养不良，影响孩子的生长发育和健康。因此，家长应有意控制孩子喝饮料，更不能以饮料代水。

◉ 给孩子喝水，讲究很多

儿童对水的需要量比成人要多3～4倍，尤其在气候干燥的季节，儿童需补充更多的水。

家长饭前不要给孩子喝水，饭前喝水可使胃液稀释，不利于食物消化，也影响食欲。此外，年龄较小的孩子在夜间深睡后不能自己完全控制排尿，如果在睡前喝水多了，很容易尿床，即使不尿床，也会影响睡眠质量。

让孩子养成良好的喝水习惯。不要等到口渴了再喝水，要养成定时喝水的好习惯；喝水不要过快，不要一次喝得过多；不要喝生水，以防感染胃肠道传染病。

◉ 应该给孩子喝什么水

一般给孩子喝温开水最好。为什么呢？因为白开水是天然状态的水经过多层净化处理后煮沸的，水中的微生物已经在高温中被杀死，而开水中的钙、镁元素对身体健康是很有益的。纯净水中极少的微量元素不足以提供给人体均衡的微量元素。

家庭护理细节

背暖肚暖足要暖

中医认为，要想孩子不生病，孩子身体的三个部位要保持温暖，这就是：背暖、肚暖、足暖。

⚫ 按揉大椎穴，让腰背部变得温暖

中医认为，人体躯干的前面属阴，后面属阳。后背正中脊柱的位置是督脉通过的地方，督脉主一身的阳气。这条经脉上有很多能调理脏腑的穴位，大椎穴就是其中之一。

人体共有 7 条经脉在大椎穴交汇，手三阳经、足三阳经和督脉。三阳经六条经脉的阳气和督脉的阳气通过大椎穴一起上行到头颈部，所以大椎穴是阳气汇聚之处。

用拇指按揉大椎穴 15 分钟，有很好的暖阳护体功效。

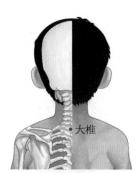

⚫ 晚上睡觉护好孩子肚脐

肚脐即神阙穴，是人体任脉上的要穴。神阙穴具有健脾助运、培补元气的功效。按揉神阙穴，能够调理小儿脾胃，温通气血。因此，晚上睡觉要注意保护好孩子的肚脐，尤其是喜欢踢被子的孩子，要采取措施避免肚子受凉。

用食指顺时针按揉孩子肚脐 2 分钟，再逆时针按揉 2 分钟，能使脐部气血畅通，从而温暖整个腹部。

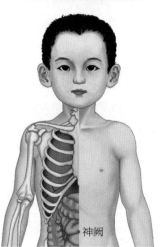

⚫ 护好涌泉穴，提防寒从脚入

百病从寒起，寒从脚下生。平时不能让孩子在家里光着脚跑来跑去。一旦双脚受凉，第二天就可能感冒。因此给孩子穿好袜子，保护好涌泉穴至关重要。

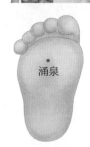

宝宝脾胃好，病不找

春捂秋冻有讲究，穿衣方法要记牢

"春捂秋冻"，许多人都理解成春天给孩子捂着点，秋天让孩子冻着点。其实这句话包含了育儿的大智慧。

☙ "春捂秋冻"，对孩子有哪些好处

"春捂"就是说春季，气温刚刚转暖，不要过早让孩子脱掉厚衣服。冬季穿了几个月的厚衣，身体产热散热的调节与冬季的环境温度处于相对平衡的状态。由冬季转入初春，乍暖还寒，气温变化又大。俗话说"春天孩儿脸，一天变三变"，过早地给孩子脱掉厚衣，一旦气温下降，孩子就会难以适应，抵抗力下降。病菌就会乘虚而入，容易引发各种呼吸系统疾病及冬春季传染病。

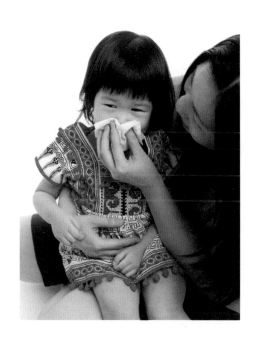

秋天来了，早晚都凉了，宝妈们总担心冻到孩子，穿的就多了，其实"秋冻"就是说秋季气温稍凉爽，不要过早过多地增加衣服。适宜的凉爽刺激，有助于锻炼耐寒能力，在逐渐降低温度的环境中，经过一定时间的锻炼，能促进身体的新陈代谢，增加产热，提高对低温的适应力。同样道理，季节刚开始转换时，气温尚不稳定，暑热尚未退尽，过多过早地增加衣服，一旦气温回升，出汗着风，孩子很容易伤风感冒。

☙ "春捂秋冻"也要根据气温变化

孩子的体温总要保持 37 摄氏度左右，一方面靠自身调节，同时也要靠增减衣服来协助，如果春末和深秋，仍捂得很多或穿得过于单薄，这样的"春捂秋冻"就太过了，每年的 3 月和 11 月是呼吸道疾病的高发季节，一方面是气温变化大，同时与衣着不当也有很大关系。

所以根据平均气温给孩子穿适合衣物，随时添加外衣，以不出汗为适宜。如果气温波动大，体质较弱的孩子，尤其要注意头、手、足这三个关键部位的保暖。

思虑过多，孩子会脾虚、不长个

现实生活中，很多家长对孩子的关心往往只体现在物质上，对孩子精神层面的关心却很少。许多家长会说，小孩子哪有那么多心理问题，吃好喝好就足够了。这样说就太绝对了，随着孩子的成长，思想也越来越复杂，心理因素对健康的影响也越来越大。

● 孩子情绪不好，就会引起脾胃系统出毛病

中医认为，五脏、五行、情志是对应的。其中，脾胃属土，脾主思。思虑过多，会使脾胃受损。最常见的就是引起消化不良、食欲不振、厌食、积食等。家长的严格管教和学习方面的压力，都会使孩子思虑重重。临床上不少孩子脾胃不好，就是焦虑、压力、紧张造成的。

> **李大夫医案**
>
> ### 孩子上学压力大，导致吃饭不香
>
> 一次，有位家长带着9岁的男孩来向我咨询问题。家长问我："孩子怎么不长个、胃口不好、显得特别瘦？"我问家长："孩子平时上学压力很大吧？"家长说："特别大，经常写作业到深夜。"我认为，这就是孩子负担过重，导致情绪不畅、气血紊乱，伤到了脾胃，所以孩子胃口不好，也不爱长个子。

● 要少给孩子压力，多关照孩子的情绪

现在许多孩子脾胃不好就是压力大、情绪不佳造成的。有的孩子在吃饭的时候生气，就会胃痛，这实际上就是情绪失常引起了脾胃系统的病变。这说明脾胃和情绪密切相关。

培养孩子时，如果你给孩子过多压力，让孩子焦虑、紧张，那么孩子的脾胃系统就会失常，失常以后身体吸收营养物质的能力就会下降，生长、发育就易出问题，引发各种疾病。所以，家长要多关注孩子的情绪变化，多听听孩子的心声，及时消除孩子的思想顾虑。如果家长能够多了解自己的孩子，让孩子把心事说出来，把心结解开了，也许孩子身体自然就恢复了。

多走多动身体好，宅在家中病来找

有不少的孩子，平时总喜欢宅在家里看动画片、玩玩具，哪都不想去。其实这样做对身体有害无利。

◉ 不要做"电视儿童""手机儿童"

经常喜欢在家里玩手机、看电视的孩子，往往都不注意姿势，他们经常窝在床上或者沙发上，眼睛距离屏幕很近，长时间不动。如果家长不管，孩子能持续玩几个小时。这样，不仅对孩子的视力有很大伤害，让孩子过早地戴上眼镜，对孩子的其他身体器官也有不良的影响。

◉ 孩子宅在家里，脾胃消化功能会受影响

孩子长时间在家里宅着，脾胃的消化功能会受到很大影响。久坐不动，加上窝在沙发里看电视、看手机的姿势，使胃受到压迫，不利于消化，容易引起消化不良、积食。其次，颈椎会有问题。孩子身体稚嫩，容易受损伤，长期一个姿势玩游戏，很容易造成颈椎劳损，引起头晕、背痛、手麻等颈椎病症状。最后，因为长时间在室内待着，接触的空气、阳光都不够，也不利于孩子骨骼、肺部发育，并且易于感冒。

◉ 多让孩子与土地接触

中医认为脾脏属土，土的位置在身体中央，可见其地位多么崇高。古人是很崇尚"土"的，因为粮食、蔬菜、瓜果都是长在土地上的。可以说，离开了土地，人类就没法生存。很多家长担心孩子玩泥巴太脏。其实，泥巴没有你想象的那样脏，土壤中含有的细菌和微生物等致病性很低，只要孩子好好洗手，注意卫生，泥巴、沙土就很难威胁到孩子的身体健康，而且还能完善孩子的免疫系统。

◉ 让孩子出门走走，多亲近大自然

不要总是想着让孩子上各种兴趣班，要鼓励孩子多与大自然接触，最好在周末带孩子到郊外转一转，呼吸新鲜空气。让孩子与大自然接触，对孩子也是一种陶冶。

带孩子到野外走走玩玩，让孩子了解自然、热爱自然。让孩子在阳光下跑跑步、出出汗，把体内的湿邪排一下。

另外，去野外游玩，还能帮孩子开阔眼界。多接触大自然，多认识一些花鸟虫鱼，孩子的心情就会变好，见识也会越来越广，有益于身心发展。

古人育儿"四忌"

1 忌啼哭时饮乳

孩子在喂奶时不张嘴是许多"新手"妈妈头疼的问题，有些妈妈为图省事，会趁孩子在张嘴啼哭时将乳头塞入孩子口中喂奶，这样的做法对孩子很不利。孩子在啼哭时，会不断吸入冷空气，若在这时喂奶，冷空气会与母乳混在一起，进入胃中。如果冷气经久不能消散，就会影响脾胃功能，导致孩子吐奶、腹胀、口角流涎，严重的还会造成全身不适。

传统中医认为，孩子出生后1岁以内，尤其是刚出生第1周内应当少洗澡。因为刚出生的孩子犹如草木刚刚萌出的新芽，娇嫩柔弱而未经寒暑，无法承受反复洗澡带来的刺激，多次洗澡会使孩子受凉生病的机会增多。现代医学观点认为，孩子身上有一层体脂膜，具有一定的抗菌抗病毒作用，不宜过于频繁洗澡。

2 忌频繁洗浴

3 忌见"非常之物"

"非常之物"是什么？就是一些孩子平日不常见，容易引起惊吓的人和事物。中医认为孩子脏腑稚嫩，不但身体发育不全，心神也较成人怯弱，容易受到惊吓。这种惊吓可以由生活中的一些事物引起，如孩子从未见过的陌生人、鸡鸣狗叫、路边奇异的物件等。中医认为孩子的体质具有"心常有余""肝常有余"的特点，惊吓会导致孩子精神不安，引发心惊、肝风等诸多病证，如孩子夜啼、腹泻等。

中医认为脾胃属土，喜温燥而恶湿冷，温养才是调摄脾胃之道。温养脾胃包含两方面：一是尽量不要给孩子吃冷食、寒食，而应多给温食、热食；二是尽量不要给孩子吃性味偏寒、偏凉的食物，而应多给性味偏温的食物。冷食、寒食入口会损伤脾胃，导致脾胃功能的失调。

4 忌脾胃寒凉